Willibert Pavels
mit Leo G. Linder

Wenn dir das Lachen vergeht

Wie ich meine Depression überwunden habe

Gütersloher Verlagshaus

Inhalt

Wichtiger Hinweis   9

1. Der erste Auftritt des schwarzen Hundes oder:
   Scheiß Doktor Sauerbruch!   11

2. Die Wandlungsfähigkeit des schwarzen Hundes oder:
   In einem Raum mit verspiegelten Fenstern   17

3. Warum die heilige Teresa bei Schwermut vom
   Beten abrät oder:
   Ach, es hilft alles nichts   26

4. Von Menschen, die dummerweise keinen Filter
   haben oder:
   Mondo piccolo   35

5. Mein Weg in die Klinik oder:
   Der schwarze Hund greift an   44

6. Die biologischen Ursachen einer Depression oder:
   Wenn die Botenstoffe verrückt spielen   53

7. Patentante Änni und ein Loblied auf meine
   Klinik oder:
   In der Psychiatrie ist es schön   60

8. Der entscheidende Punkt für meinen Arzt oder:
   Ist der Karneval an allem schuld?   69

9. Der Arbeitstag eines Clowns oder:
In einer Stunde steht mein Fahrer vor der Tür   80

10. Ein Wunder geschieht oder:
Die Wende   88

11. Der Beginn meiner Karriere als Pappnase oder:
Dreistes Studentlein stiehlt Profi die Schau   94

12. Hin zum karnevalistischen Olymp oder:
Aufnahmeprüfung bestanden   106

13. Prominente Leidensgenossen oder:
Als wäre ich ein Galeerensklave …   113

14. Der Satz eines 2.000 Jahre alten
Philosophen oder:
Was ich von Herrn Epiktet lernte   126

15. Eine Zahnlücke, ein Papst und ein Teppich oder:
Jeder guckt hin, alle finden mich hässlich   134

16. Mein wunderbarer Vater oder:
Drachen darf man nicht töten   143

17. Hat meine Depression etwas mit meinem
Glauben zu tun? oder:
Wer einen Engel bezwingen will, erschafft
eine Bestie   153

18. Eine Auseinandersetzung mit meinen atheistischen
Freunden oder:
Ein Staubkorn, verloren im sinnlosen Tanz
der Atome   163

19. Märchen und Gedichte oder:
    Die wahren Weltgeschichten   174

20. Lassen sich Kirche und Karneval vereinbaren? oder:
    Das große Entweder-Oder   183

21. Es gibt keine politisch korrekten Witze oder:
    Ich bin so froh, dass ich nicht evangelisch bin   192

22. Erinnerungen an einen guten Freund und
    außergewöhnlichen Menschen oder:
    Eine Nacht mit Marc Aurel   203

23. Die Lehre des Herrn Epiktet aufs Leben
    angewendet oder:
    Die Welt im Licht der Hoffnung   213

24. Was hat Winnetou mit Theologie zu tun? oder:
    Der Fels des Atheismus   222

25. Ein bisschen Kabarett zum Schluss oder:
    Heidewitzka, Herr Kapitän   234

Epilog (Dr. Martin Köhne)   251

Wichtiger Hinweis

Dieses Buch handelt von einer Depression. Von meiner Depression. Es ist also kein wissenschaftliches Fachbuch. Es erzählt meine Geschichte, es spiegelt meine persönlichen Gedanken und Erlebnisse wider.

Wenn Sie selbst zu den Betroffenen gehören, werden Sie wahrscheinlich einiges wiedererkennen. Anderes wird mit Ihren Erfahrungen vielleicht nicht übereinstimmen. Lassen Sie sich dadurch nicht beirren. Die Depression hat viele Gesichter, sie kann sich auf unterschiedlichste Art auswirken. Ich kann hier nur schildern, was ich erlebt, gefühlt und erlitten habe; ich kann nur weitergeben, was meine behandelnden Ärzte mir erklärt haben.

Nichtsdestoweniger glaube ich, dass ich kein Ausnahmefall bin. Wer je Bekanntschaft mit der Depression gemacht hat, wird mir auf meinem Weg in die Depression folgen können; er wird sich mir auf meinem Rückweg von der Dunkelheit ins Licht gewiss auch gern anschließen wollen. Ich werde also das tun, was mir am meisten liegt: erzählen. Und vielleicht versteht man am Ende sogar, wie ein trauriger Clown ein fröhlicher Christ sein kann – oder ein trauriger Christ ein fröhlicher Clown.

Ihr Willibert Pauels

1. Der erste Auftritt des schwarzen Hundes
oder: Scheiß Doktor Sauerbruch!

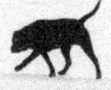

Ein wiederkehrendes Märchenmotiv ist die dreizehnte Fee, die unheimliche, die böse. Und stets spielt sich die Sache so ab: Einem Königspaar wird ein Kind geboren. Zur Feier des glücklichen Tags sollen im Schloss zwölf Feen bewirtet werden. Zwar leben im Reich des Königs dreizehn Feen, aber die Gedecke reichen nur für zwölf – eine hat das Nachsehen.

Die zwölf geladenen Feen treffen ein. Nacheinander treten sie an die Wiege des Neugeborenen und beschenken es; jede vermacht ihm ein besonderes Talent. Da geht die Tür erneut auf, ein kalter Luftzug weht herein, und die dreizehnte Fee steht im Zimmer. Auch sie tritt an die Wiege heran, auch sie hat ein Geschenk dabei, aber dieses Geschenk ist ein Fluch.

Mir hat die dreizehnte Fee den schwarzen Hund in die Wiege gelegt.

Den schwarzen Hund, so nenne ich meine Depression. Aber – um es gleich zu sagen: Erfunden habe ich ihn nicht. Erfunden hat ihn der englische Dichter Samuel Johnson im 18. Jahrhundert, ein Mann, der zeitlebens gegen die Schwermut ankämpfte – also depressiv war. Seither geht er um, dieser Höllenhund, und wem er sich anschließt, dem ist er treu. Mir ist er fast fünfzig Jahre lang nicht von der Seite gewichen. Oft war von ihm nur ein entferntes Knurren zu hören, aber von Zeit zu Zeit heulte er auf, dann sprang er mich an und warf mich zu Boden.

Als er sich das erste Mal auf mich stürzte, war ich zehn. Ich erinnere mich gut.

Sechzigerjahre. Im Fernsehen läuft ein alter UFA-Film über den berühmten Arzt Dr. Sauerbruch. Wie in jedem Arztfilm geht es in den spannendsten Szenen um Leben und Tod. In schwarz-weiß sind sie noch eindrucksvoller. Die UFA-Regisseure sind Meister des düsteren, expressionistischen Stils, der dramatischen Licht-und-Schatten-Effekte, dazu die weit aufgerissenen Augen der Darsteller ... Und dann folgende Szene: Dr. Sauerbruch wird spät abends, in einer sturmdurchpeitschten Nacht, ans Bett eines prominenten Patienten gerufen. War es Reichspräsident von Hindenburg? – Ich weiß es nicht mehr. Eine Berühmtheit jedenfalls, sterbenskrank, und Sauerbruch tritt ans Bett dieses Mannes. Der schlägt die Augen auf, erkennt seinen Arzt und fragt mit matter Stimme: »Mein Freund, ist Gevatter Hein schon im Zimmer?« Worauf Dr. Sauerbruch mit ernster Miene entgegnet: »Im Zimmer noch nicht. Aber er geht schon ums Haus ...«

»Schlaf gut, Willibert.«

Wie jeden Abend deckt meine Mama mich zu. Dann das Abendgebet: »Heiliger Schutzengel mein, lass mich dir anbefohlen sein ...« Sie streicht mir übers Haar, sie gibt mir einen Kuss, und ich sinke bald in den Schlaf.

Irgendwann in der Nacht wache ich auf, und da geschieht es: Aus der Dunkelheit springt mich der schwarze Hund an. Ein Gefühl hoffnungsloser Verlorenheit und panischer Angst. Ich weine. Ich schreie. Licht flammt im Zimmer auf. Mein Vater ist aus dem elterlichen Schlafzimmer herübergekommen.

»Willibert, hast du schlecht geträumt?«

»Nein.«

»Was ist denn?«

»Ich hab so Angst.«
»Wovor hast du Angst?«
»Doktor Sauerbruch.«
»Aha. Du sollst auch nicht immer diese Filme sehen. Dafür bist du noch zu jung.«
Er geht und lässt das Licht brennen. Aber die Angst bleibt. Die Verstörung bleibt. Ich liege wach, bis unruhiger Schlaf mir die Augen schließt.
In der zweiten Nacht dasselbe – Weinen, Schreie, Panik. Und in der dritten Nacht wieder. Diesmal reißt mein Vater die Tür auf, steht mit zerzaustem Haar in seinem Schlafanzug im Zimmer und brüllt bloß: »Scheiß Doktor Sauerbruch!«
Was ja schon wieder komisch ist. Ich habe meinen Zustand jedenfalls gleich mit diesem Film in Verbindung gebracht. »Gevatter Hein« – allein diese Umschreibung für den Tod, so vertraulich und gleichzeitig grausig! Dazu die Vorstellung, dass dich der Sensenmann holt, dass er bereits ums nächtliche Haus streicht, dass er womöglich bald vor dir steht und mit seinem kalten Atem dein Lebenslicht ausbläst ... Das wird der Auslöser für meine Panik gewesen sein.

Aber die Ursache war es nicht.

Für meinen Vater stand fest: »Der Junge hat zu viel Fantasie.« Und es stimmt, ich bin sehr fantasiebegabt. Wenn mir eine spannende Geschichte serviert wird, sei es in einem Buch, sei es in einem Film, zieht es mich ins Geschehen rein. Für mich gibt es keine solide Absperrung zwischen Wirklichkeit und Fantasie. Da geht es mir wie Bastian Balthasar Bux aus Michael Endes *Unendliche Geschichte*, der das Land Phantásien nur deshalb retten kann, weil er sich von der Erzählung, die er gerade liest, buchstäblich aufsaugen lässt. Und richtig ist auch: Der Sauerbruchfilm war für einen kleinen Jungen wie mich starker Tobak. Da ging es um das Dramatischste, was ein Mensch aushalten muss, die Begegnung mit dem Tod – nur zu begreiflich, dass ich aufgewühlt war. Aber genauso wahr ist: Der schwarze Hund war immer schon da. Die dreizehnte Fee hatte ihn mir in die Wiege gelegt, und seither wartete er auf seine Stunde.

Das, wovon ich rede, ist keine gelegentliche Niedergeschlagenheit. Keine momentane Phase der Verzweiflung. Kein vorübergehendes Leiden an sich selbst oder der Welt. Ich rede von einer Veranlagung, einer depressiven seelischen Grundstruktur. Ich rede von einem aufgewühlten Meer der Angst, in das ich jederzeit stürzen kann, mitten im größten Trubel, und dem Gefühl, darin zu versinken, zu ertrinken. Und selbst heute, wo ich sagen würde: Willibert, du bist geheilt, du hast die rettende Insel erreicht ... selbst heute ist es so: Ich wache morgens auf – und fühle mich dem neuen Tag nicht gewachsen.

Nicht dass ich ein Morgenmuffel wäre, der erst auf Trab kommen muss. Ich wäre froh, wenn es nur Schwunglosigkeit wäre. Aber es ist weitaus schlimmer. Es geht auch über das Gefühl hinaus: Ich weiß nicht, wofür ich aufstehen soll. Es ist ein regelrechtes Erschrecken. Im selben Augenblick, in dem ich die Augen aufschlage und mir meiner selbst bewusst werde, befällt mich Panik. Da kommen alle möglichen Ängste angekrochen. Da stellt sich diese furchtbare Beklemmung wieder ein. Zwar nicht mehr als zähnefletschender schwarzer Höllenhund, aber immer noch als fieser, wütender Kläffer, groß genug, um mich davon zu überzeugen: Das wird heute ein ganz schlimmer Tag. Derart verstört ist es schon eine kaum zu bewältigende Aufgabe, mich anzuziehen. Und wenn jetzt jemand fragen würde: Ja, was ist denn so Schlimmes an diesem Tag? – dann müsste ich antworten: Nichts. Gar nichts. Keine Unannehmlichkeit erwartet mich, nichts und niemand setzt mich unter Druck. Kein Ungemach weit und breit.

Grundlose Angst. Völlig irrational. So war es immer, seitdem ich mich erinnern kann. Und doch ist alles anders geworden.

Verglichen mit dem, was ich in der Vergangenheit erlebt habe, sind meine Morgendepressionen heute harmlos. Das sind nur noch schwache Ausläufer meiner früheren Depression. Wer diesen Zustand nicht kennt, wäre entsetzt, und natürlich ist er auch für mich nicht schön, aber da ich ihn in seiner schwärzesten Ausführung kenne ... Vor allem aber: Dieser Zustand hält nicht an. Wenn ich mich aufrappele, weil ich raus muss, weil ich einen Termin habe, dauert es keine fünf Minuten, und die Panik verfliegt. Aber Morgen für Morgen ist es dasselbe. Erst das erschrockene Aufseufzen und die bange Frage: Was ist denn mit *dir* los? Wo kommt denn diese Niedergeschlagenheit her? Und dann die wundersame Erfahrung: Das Gespenst der Depression löst sich von einem Augenblick auf den anderen in Morgenluft auf.

Gottlob kann ich auch wieder schlafen. Selbst wenn ich nachts aufwachen sollte, fühle ich mich in Morpheus' Armen geborgen und sage nur kurz zu mir: Hallo, da bist du ja, mein Freund. Komm, wir pennen noch ein bisschen weiter ... Ich gehe sogar froh und zuversichtlich zu Bett, obwohl ich weiß: In der Frühe erwarten mich wieder meine panischen fünf Minuten. Aber das stört mich in diesem Moment gar nicht. Damit kann ich leben.

Nun, wahrscheinlich ist er nicht vollständig besiegt, der schwarze Hund. Aber zumindest ist er eingefangen und eingesperrt. Ganz los werde ich ihn wohl nie werden. Trotzdem fühle ich mich heute unendlich erleichtert, wie erlöst. Wie das kommt? Eines Tages, es war im August 2012, habe ich meinen Koffer gepackt und bin in die Psychiatrie gegangen. In die Klapsmühle, wenn Sie so wollen. Die Irrenanstalt. Die Klapse.

Wo keiner landen will. Weil jeder weiß, was auf ihn zukommt, nämlich Türen ohne Klinken, Fenster, die sich nicht öffnen lassen, kräftige Männer, die schon mit der Zwangsjacke warten, Elektroschocks womöglich. *Einer flog über das Kuckucksnest.* Seither wissen wir Bescheid: In der Psychiatrie wirst du weggesperrt, gegen deinen Willen mit Medikamenten vollgepumpt und ruhiggestellt, bis deine Persönlichkeit zerfällt. Wenn du die Klapse je wieder verlassen solltest, bist du auf jeden Fall ein anderer, voraussichtlich ein dumpfes, verstörtes Wesen. Und vermutlich war dieser Ruf in früheren Zeiten wohlverdient.

Aber heute ist er es nicht mehr.

Jahre-, jahrzehntelang hat man als Depressiver geglaubt, nichts und niemand könne einem helfen – und dann macht man die Erfahrung, dass doch etwas hilft. Ich jedenfalls habe, als ich mein Zimmer in der Psychiatrie bezog, mit einer ungemein segensreichen Einrichtung Bekanntschaft gemacht. Mich in die Obhut der Ärzte dort zu begeben, war eine der besten Entscheidungen meines Lebens. Davon will ich in diesem Buch berichten. Von meinen Erfahrungen mit der Depression – und mit dem Ort, an dem einem wie mir geholfen wird. Und außerdem natürlich von Karneval und Kirche, von Humor und Glauben. Denn dies alles gehört bei mir zusammen.

2. Die Wandlungsfähigkeit des schwarzen Hundes oder: In einem Raum mit verspiegelten Fenstern

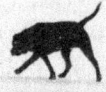

Wie fühlt sich eine Depression an? Was erlebt einer, der das finstere Tal der Depression durchwandert?

Ja, damit beginnen die Schwierigkeiten schon.

Ein Psychiater sagte mir einmal: »Es ist schon fast tragisch ... Seit Jahrzehnten beschäftige ich mich mit Patienten, die an schwersten Depressionen leiden. Ich weiß aber gar nicht, wie sich Depressionen anfühlen, weil ich Gott sei dank nie eine Depression gehabt habe. Wie würden Sie es beschreiben?«

Schwierigkeit Nr. 1 mithin: Da hat einer tagtäglich mit Depressionen zu tun, kann ihren Ursachen auf den Grund gehen, kann auch Abhilfe schaffen – aber was diese Menschen durchmachen, ist ihm letzten Endes ein Rätsel. So wie jedem anderen, der von Depressionen verschont bleibt. Aber so ist es. Wer diesen Zustand nicht kennt, kann sich unmöglich hineinversetzen. Er wird nie verstehen, was im Opfer einer Depression vorgeht.

Und Schwierigkeit Nr. 2: Als Depressiver würde man seinen Zustand am liebsten geheim halten. Man mag nicht drüber reden, und man kann es womöglich auch gar nicht. Man befindet sich schließlich selbst in Erklärungsnot – wie soll man da einem anderen erklären, was gerade mit einem los ist? Dem Betroffenen fehlen schlicht die Worte für eine Erfahrung, die andere zu ihrem Glück nie gemacht haben. Ganz abgesehen davon, dass sich die wenigsten in dieser jämmerlichen Verfassung der Öffentlichkeit – oder gar ihrem Freundeskreis – mitteilen wollen.

Schauen Sie: Wer eine Depression durchmacht, erlebt sie buchstäblich als Persönlichkeitszerstörung. Er hat jedenfalls nicht mehr die Kraft, seine bisherige Rolle in der Gesellschaft zu spielen – die des humorvollen Kumpels zum Beispiel, die des aufmerksamen Freundes oder die des allseits geschätzten Kollegen. Er kommt sich in diesem Zustand wie ein blasser Schatten seiner selbst vor, und das heißt: Er erkennt sich selbst nicht wieder. Begreiflicherweise will niemand vor seinen Mitmenschen ein derart jammervolles Bild abgeben. Man möchte, wenn die Depression endlich vorbei ist, auch nicht daran erinnert werden. Niemand soll sich erinnern. Wie Mehltau überzieht die Scham den ganzen Komplex der Depression. Je weniger die anderen also mitkriegen, je weniger sie wissen, desto besser. Schon deshalb folgt aus der Depression der Rückzug. Der Rückzug und das Verstummen.

Dazu kommt – Schwierigkeit Nr. 3 – eine weit verbreitete Abwehrreaktion. Gehört man womöglich in die Psychiatrie? Ist man am Ende reif für die Klapsmühle? Um Himmels willen – nein. Niemals. Man ist doch nicht verrückt ... Alles in einem sträubt sich gegen diesen Gedanken. Was durchaus verständlich ist. Wer in die Klapse muss, gerät ja immer noch leicht in den Ruf des Ausgestoßenen oder des bemitleidenswerten Versagers. Und die Irrenanstalten haben ihrerseits in der Vergangenheit oft wirklich kein ruhmreiches Bild abgegeben. Die Vorgeschichte der Psychiatrie ist schauerlich. Also am besten diesen ganzen Bereich mit Schweigen übergehen und sich äußerstenfalls nicht einmal selbst eingestehen, wie elend man dran ist, bevor sie dich womöglich einweisen und mit Psychopharmaka vollstopfen.

Und Schwierigkeit Nr. 4: Depression ist uncool. Depression bedeutet ja: Schluss und Aus mit easy going. Damit passt sie einfach nicht zu unserer Spaß-Gesellschaft aus lauter strahlenden Erfolgsmenschen, nicht zur besinnungslosen Betriebsamkeit von Leuten, die alle davon träumen, die Nummer eins zu sein. Jemand, der lustlos rumhängt, fällt unangenehm aus dem Rahmen. Der funktioniert nicht mehr, der stört nur noch. Also lieber über den Hexenkessel im eigenen Inneren Stillschweigen bewahren und stumm leiden.

Es gibt aber noch eine tiefere Ursache des Verstummens. Denn die Depression stürzt einen Menschen in den Abgrund der Sinnlosigkeit. Nicht in jedem Fall, aber in ihrer schwersten Form gibt die Depression einen Vorgeschmack auf die Hölle, also auf ein Dasein ohne jeden Sinn. In dieser Welt bist du überflüssig, da führst du eine vollständig sinn- und nutzlose Existenz. Aus allen Zusammenhängen herausgerissen, aus allen seelischen Sicherungssystemen herausgefallen, findest du dich in einem Kerker wieder, der jede Hoffnung auf einen Ausbruch erstickt. In diesem Kerker bist du allein. Du bist einsam. Kein Laut dringt herein. Kein Lichtstrahl erreicht dich dort. Es ist dunkel, es ist still, und in deiner Brust tobt die Angst, in deinem Kopf jagen sich die brennenden Fragen: Was – bedeutet das alles? Wie – bin ich hier hineingeraten? Warum – hat es mich getroffen? Wozu – soll ich jetzt noch weiterleben?

Eine schwere Depression ist die Erfahrung des Nichts. Die Abwesenheit von allem, was dich mit der Welt verbindet. Die Unfähigkeit, mit deiner Umgebung Kontakt aufzunehmen. Die Unmöglichkeit, dich in dieser Welt und unter den Menschen beheimatet zu fühlen. Die Depression entwurzelt dich gewissermaßen, sie reißt dich aus dem Mutterboden heraus, aus dem deine Seele ihre Zuversicht und ihren Lebensmut saugt. Oder, kurz gesagt: Wer unter einer solchen Depression leidet, fühlt sich in diesem Leben fehl am Platz. Und treibt in dem Meer aus Angst, das unser Leben von allen Seiten umgibt wie der Ozean die Erdscheibe auf alten Weltkarten.

So war es jedenfalls bei mir. Die schwerste Form der Depression ist mir gottlob erspart geblieben – andere sind noch übler dran, als ich es war –, aber ich kenne die Angst, die Sinnlosigkeit, die Ausweglosigkeit. Wobei sich der schwarze Hund jedem, den er anspringt, in unterschiedlicher Gestalt zeigt. Meiner hat immer wieder die Form von Panikattacken und dem Gefühl tiefster Niedergeschlagenheit angenommen.

Am ehesten lässt sich meine Erfahrung vielleicht nachvollziehen, wenn ich sie mit Albträumen vergleiche. Albträume kennt jeder, und keiner würde bestreiten, dass sie heftige Angstgefühle auslösen. Doch Albträume enden. Sie enden damit, dass der Träumende schweißgebadet erwacht, einen Moment verwirrt umherschaut und dann mit größter Erleichterung feststellt: Gott sei dank – es war bloß ein Traum ... Nun, meine Panikattacken sind wie Albträume, die nach dem Aufwachen weitergehen. Die gegen das Licht der Nachttischlampe oder der Morgensonne immun sind. Die ein Eigenleben führen, das unabhängig vom Zustand meines Bewusstseins ist.

Doch wie gesagt, der schwarze Hund ist wandlungsfähig. Freundlicherweise richtet er sich auch immer ein bisschen nach der Persönlichkeit dessen, den er anspringt. Mich beispielsweise hat er nie zum Verstummen gebracht. Ich habe mich zu keiner Zeit gescheut, offen über meine Depression zu sprechen; selbst in den schwärzesten Stunden hatte ich kein Problem, mich mitzuteilen. Wie's aussieht, liegt mir das Verstummen nicht ...

Also, die Symptome sind vielfältig, und sie können einzeln oder auch alle zugleich auftreten. Beim einen herrscht in diesem Zustand vielleicht abgrundtiefe Traurigkeit vor, beim anderen stille Verzweiflung, beim dritten dauernde innere Unruhe, und dem vierten verschlägt es womöglich ein Leben lang das Lachen wie das Weinen. Auch zu Wahnvorstellungen kann es kommen – dem Wahn zu verarmen beispielsweise, obwohl nichts darauf hindeutet, dem Wahn, schwere Schuld auf sich geladen zu haben, oder dem Wahn, unheilbar krank zu sein. Und gelegentlich stellen sich sogar körperliche Symptome ein. Von Mitpatienten in der Klinik bekam ich zum Beispiel zu hören: »Ich hatte starke Schmerzen in der Herzgegend, aber der Arzt war ratlos, der fand nichts.« Oder: »Ich hatte ständig unerklärliche Schmerzen im Bein, kein Arzt konnte mir helfen.« Und zunächst hatte natürlich keiner dieser Mitpatienten etwas von einer Depression wissen wollen. »Ich bin doch nicht bekloppt«, war die übliche Reaktion gewesen. Aber – Depressionen sind einfallsreich. Sie können sich tatsächlich auch auf dem Umweg über den Körper Gehör verschaffen, und nur ein Arzt kann diese Zeichen deuten.

Gemeinsam hingegen ist allen Formen der Depression die Antriebslosigkeit. In jedem Fall gehört es zum Krankheitsbild, dass du dich in dich selbst verkriechst. Du verkapselst dich, du verlässt womöglich dein Bett nicht mehr, du ziehst dir buchstäblich die Bettdecke über den Kopf, und im Extremfall kann die Antriebslosigkeit so weit gehen, dass ein Betroffener zu verdursten droht, weil es nicht einmal der rasende Durst mit der lähmenden Kraft der Depression aufnehmen kann. Das Schlimmste aller Symptome aber ist der Suizidwunsch, wenn dir die Vorstellung, mit dieser inneren Qual weiterleben zu müssen, unerträglicher erscheint als die Vorstellung, deinem Leben ein Ende zu setzen. So sagte mir jemand, den es immer wieder ganz schwer erwischte: »Ich habe es dann mit langen Waldspaziergängen versucht, aber ohne jeden Erfolg, weil ich mir bloß überlegte: An welchem Baum hängst du dich auf?«

Diesen Punkt habe ich nie erreicht, aber oft genug konnte ich diesen Wunsch verstehen. Denn die Phasen schwerer Depression sind wie nicht gelebtes Leben, von dem der Abschied in den dunkelsten Augenblicken leicht zu fallen scheint.

Wenn einen in dieser Verfassung vielleicht etwas trösten kann, dann berühmte Leidensgenossen. Imaginäre Weggefährten durch das finstere Tal der Depression. Menschen, die einen blind verstanden hätten, wenn man einander begegnet wäre; von denen man sich auch über den Abgrund von Jahrhunderten hinweg verstanden fühlt. Mir jedenfalls ging es so.

Ich werde es sicher noch häufiger sagen, und ich sage es hier zum ersten Mal: Für mich war es eine kleine Offenbarung, als ich erfuhr, dass Goethe, unser Johann Wolfgang von Goethe, an Depressionen litt. Das lässt sich aus seinen Briefen herauslesen, dafür finden sich auch Anzeichen im *Faust*. Hätte er sonst so poetisch treffende Worte für den Grübelzwang gefunden, der jeden Betroffenen quält? »Weh, weh, wär' ich die Gedanken los, die mich hinüber und herüber treiben«, heißt es an einer Stelle im *Faust*, und an anderer, in grausiger Anschaulichkeit: »Ihr naht euch wieder, schwankende Gestalten ...«

Ja, wär' ich die Gedanken los ... Die Ängste kommen ja auf Gedanken angeritten. Es schnürt dir die Kehle zu, und schon schrillt die Alarmsirene, schon dreht sich das Blaulicht in deinem Kopf, und im selben Moment setzt das Grübeln ein: Wie kommt das?, fragst du dich. Woran liegt es? Was mache ich jetzt? Wie komme ich da wieder raus ...? Diese Gedanken sind schwarze Gedanken, und sie jagen dich von einer Kerkerecke in die andere, wo du überall gegen Mauern stößt, und irgendwann drehen sie sich nur noch wie toll im Kreis. Grübelzwang. So spielt sich das Denken im Kerker der Sinnlosigkeit ab. Es macht dich wahnsinnig.

Und die »schwankenden Gestalten«? Ich muss bei ihnen an die »Dementoren« in den Harry-Potter-Büchern denken. In schwarze Kapuzenmäntel gehüllt, gleiten sie geräuschlos heran. Wesen, die dir die Seele aussaugen. Du kennst sie, und du erschrickst. Denn diese Wesen nähern sich *wieder*, und auf das »wieder« kommt es an. Man stelle sich den Satz ohne dieses Wörtchen vor – in dem Fall würde es fast nach Abenteuer klingen, da könnte man glatt sagen: Na, schauen wir doch mal, was es mit diesen schwankenden Gestalten auf sich hat, wer sich wohl unter diesen Kapuzen verbirgt ... Aber nein, diese Gestalten nähern sich nicht zum ersten Mal. Sie nähern sich zum wiederholten Mal, es sind Wiedergänger, und aus bitterer Erfahrung weißt du: Sie bringen dich in ihre Gewalt. Sie werden über dich herrschen. Und ihre Macht ist absolut.

Zweimal, im *Faust* und bei *Harry Potter*, habe ich genial beschrieben gefunden, was das Wesen einer Depression in seinem innersten Kern ausmacht, nämlich der Grübelzwang und das Gefühl der Ausweglosigkeit. Und dieses Gefühl, also die völlige Hoffnungslosigkeit, ist vielleicht das Unbegreiflichste und, aus professioneller Sicht, Faszinierendste an der Depression, so, wie ich sie empfunden habe.

Ich will hier einmal zitieren, was mir ein Psychiater aus seiner Praxis dazu erzählt hat. Er sagte: Es gibt Patienten, die immer wiederkommen. Zwischenzeitlich ging es ihnen gut, aber dann ist es wieder so weit, die Depression ist zurückgekehrt, sie suchen mich also erneut auf, und im Aufnahmegespräch kommt es zu folgendem Dialog:

Patient: »Herr Doktor, diesmal komme ich da nicht mehr raus.«

Psychiater: »Aber Sie wissen doch, dass man aus einer Depression herausfinden kann. Sie haben es doch schon drei-, viermal selbst erlebt.«

Patient: »Ja, aber diesmal nicht. Diesmal besteht keine Hoffnung auf Besserung mehr ...«

Mit anderen Worten: Diese Patienten sind felsenfest davon überzeugt, für den Rest ihres Lebens im dunklen Kellerloch der Depression ausharren zu müssen. Egal, wie oft sie diesem Loch schon entkommen sind – diesmal wird es nicht gelingen. Ich kenne das. Jeder, der eine Depression erlebt hat, kennt das. Du suchst den Schalter, mit dem sich der Grübelzwang abstellen lässt, aber du findest ihn nicht. Aus dem Reich der Dementoren gibt es kein Entrinnen. Alle Gewissheiten hast du verloren, bis auf die eine: dass du verloren bist. Dass du dazu verdammt bist, bis zum Ende deiner Tage durch ein eisiges, nachtschwarzes Universum zu taumeln, Lichtjahre entfernt von jedem irdischen Glück. Ich kenne das zur Genüge, und selbst heute geht es mir noch so, in den besagten fünf panischen Minuten nach dem Aufwachen. Ich kann mir dann nicht einreden: Bleib ruhig, Willibert, in fünf Minuten freust du dich wieder. Das kauft mir meine Seele nicht ab. Nie glaube ich, wenn ich aufwache, dass meine Depression im Handumdrehen vorbei sein wird. Ich zwinge mich dann aufzustehen, und fünf Minuten später ist es auch tatsächlich so, als wäre nichts gewesen. Doch solange ich drinstecke, frage ich mich, und zwar jedes Mal aufs Neue: Wie hast du je geschafft, da rauszukommen? Für die Dauer von lächerlichen fünf Minuten erscheint es mir unmöglich.

In ihrer akuten Phase lehrt einen diese Krankheit nichts, sie beschenkt einen mit keiner wertvollen Erfahrung, man möchte nur, dass sie aufhört, und gleichzeitig ist man überzeugt, ihr ein ewiges Bleiberecht einräumen zu müssen.

Wahnsinn. Aber vielleicht wenigstens halbwegs nachvollziehbar, wenn man folgenden Vergleich heranzieht:

Stell dir vor, du befindest dich in einem unbekannten Raum. Du gehst ans Fenster, du willst hinausschauen, doch statt einer Scheibe ist da ein Spiegel. Alle Fenster dieses Raums sind Spiegel. Jeder Versuch, dir ein Bild von der Außenwelt zu machen, wirft dich auf dich selbst zurück, und nie siehst du in diesen Fenstern etwas anderes als das eigene Gesicht mit den schreckgeweiteten Augen und der schwarzen Höhle eines aufgerissenen Mundes, wie wir es von Edvard Munchs berühmtem Gemälde *Der Schrei* kennen.

So fühlte sich meine Depression an.

Ja, es stimmt. Ich muss den hoffnungslosen Patienten recht geben. Einmal in dieser Weise in sich selbst gefangen, hilft tatsächlich nichts mehr. Jedenfalls nichts, was unser gewohntes Leben zu bieten hätte. Nichts, was wir aus unserer Alltagserfahrung kennen würden. Trost prallt an einem ab, Karneval macht's nicht besser, Trinken nützt genauso wenig, selbst Beten ist zwecklos.

Aber dazu mehr im nächsten Kapitel.

3. Warum die heilige Teresa bei Schwermut vom Beten abrät oder: Ach, es hilft alles nichts

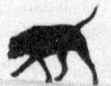

Von dem englischen Dichter Lord Byron stammt der herrliche Ausspruch: »Nichts beruhigt so schön wie Rum und abends zu beten.« Wohlgemerkt: ... *und* abends zu beten, nicht: ... *oder* abends zu beten.

Wie ich finde, hat er damit grundsätzlich recht. Mit dem Beten sowieso, aber auch mit dem Glas Rum.

Denn ich gebe es zu, ich schätze die Freuden alkoholischer Getränke und kann alle großen Zecher verstehen. Als rheinischer Jung feiere ich selbstverständlich für mein Leben gern, Trinklieder sind für mich die schönste Poesie, und die zahllosen angenehmen Seiten unseres Daseins habe ich immer gern besungen, am liebsten mit den Liedern von Karl Michael Bellmann. Der gehörte zu den großen Barock-Komponisten Skandinaviens, und seine großartigen Trinklieder wurden von Carl Zuckmayer kongenial ins Deutsche übersetzt, einem Rheinländer in Reinkultur also, der mit seinem *Fröhlichen Weinberg* ja seinerseits ein trunkenes, bacchanalisches Fest auf die Beine gestellt hat, ein Hohelied der Trunkenheit und Weinseligkeit. Da hatten sich folglich die zwei richtigen gefunden, und eins meiner Lieblingslieder von Bellmann lautet in Zuckmayers Übersetzung so:

Weile an dieser Quelle,
Seht, unser Frühstück ist zur Stelle
Rotwein und Pimpinelle,
Und Bekassinchen, zart und fein.
Klang, was für Flachen sollen
Aus jenem Korb, dem übervollen
Leer in das Gras hin rollen
Und schmecke, welch ein Duft so fein

Dein Mittagswein, schäumt aus dem Krug so helle
Im Frühlingsschein
Weile an dieser Quelle
Lausch auf des Waldhorns Ton im Frein ...
Skol, Ulla Skol,
lasst uns ein Schnäpslein trinken,
gestrichen voll,
dazu ein guter Schinken,
der uns vortrefflich munden soll ...

Das ist kultivierteste Lebenslust, und als Ausbrüche solcher Lust sind mir Bellmanns Trinklieder lieb und teuer. Rausch und Trunkenheit, warum soll man dem Menschen das verbieten? Wie viele Freundschaften, wie viele Verbrüderungen gehen auf das Konto von Festen, wo Wein und Gerstensaft in Strömen flossen? Wie viele Einfälle, Eingebungen, Geistesblitze und Witze verdanken sich einem berauschten Kopf?

Aber – und mal ganz abgesehen davon, dass Karl Michael Bellmann sich schließlich elendiglich zu Tode gesoffen hat: Als Medizin und Antidepressivum kommt Alkohol nicht infrage. Absolutes Tabu. Und zwar, weil berauschende Getränke teuflischerweise hochwirksam sind.

Du kannst den Grübelzwang durch Alkohol nämlich tatsächlich abstellen. Ein Glas Rum wird nicht reichen, aber nach drei bis vier Gläsern beginnt sich das innere Gefängnis zu weiten, und die schwarzen Gedanken schillern plötzlich in wundersam bunten Farben. Prima, denkst du.

Das Fatale ist: Wenn der Rausch verflogen ist, kommen die Gedanken, die du loswerden wolltest, zurück, und zwar mit doppelter oder zehnfacher Heftigkeit, und du gerätst in die Spirale der Sucht. Du weißt ja jetzt: Ich brauche nur zur Flasche zu greifen und mir so lange einzuschenken, bis sich die schwankenden Gestalten anstandslos zurückziehen. Und so richtest du dich in einem Dauerrausch ein, der dich in den Untergang führt.

Der Rausch als Rettungsanker – das ist ja an sich schon eine völlig absurde Vorstellung. Die Depression mit Alkohol zu bekämpfen, ist wie der Versuch, den Teufel mit Beelzebub auszutreiben. Es wird aber immer wieder gemacht. Ich bin überzeugt, das alle Alkoholiker in die zerstörerische Abhängigkeit vom Alkohol gerutscht sind, weil ihnen der Alkohol als Rettung erschien, und gerade in der Depression greift man in seiner Verzweiflung nach jedem Strohhalm. Ich will es deshalb noch einmal klar und deutlich sagen: Wenn Alkohol nicht dem Genuss dient, der aus einer inneren Freiheit kommt, sondern als Heilmittel missbraucht wird, macht er erst recht krank. Auch ich musste das lernen. Denn diese Gefahr bestand auch bei mir.

Es hat ja jeder Betroffene so seine Tricks und Manöver und Ablenkungsstrategien, um seiner Depression irgendwie Herr zu werden. In meinem Fall war es die Flucht, vor allem die Flucht ins Feiern, in den Rausch, in den Trunk. Was die Sache – ich brauche es kaum zu sagen – nur schlimmer machte. Zwar war ich für den Augenblick von konkreten Ängsten befreit und fand das Leben sogar schon wieder halbwegs lustig, aber nur, um anschließend die schreckliche Erfahrung zu machen: Der schwarze Hund hatte bloß auf mein Erwachen aus dem Rausch gewartet. Und war am nächsten Morgen doppelt so groß wie vorher.

Einen körperlichen Kater hatte ich merkwürdigerweise nie, wohl aber jedes Mal einen seelischen Zusammenbruch, ein moralisches Herzrasen. Ich erlebte dann eine teuflische Melange, einen Cocktail aus drei verschiedenen Giften, nämlich: 1. Panik angesichts der Möglichkeit, im Rausch etwas verbockt oder Blödsinniges von mir gegeben zu haben und mich nicht mehr zu erinnern. Ich stelle mir also gleich ein paar Auswüchse vor, peinliche Fehltritte oder Ähnliches. Sodann 2. Schuldgefühle, sozusagen für alle Fälle, vorsichtshalber. Und 3. tiefste Niedergeschlagenheit, größte Verzweiflung über die Ausweglosigkeit einer Situation, in der das Einzige, was hilft, dich langsam, aber sicher zerstört ...

Nein, so recht Lord Byron mit seinem Glas Rum, so recht Karl Michael Bellmann mit seinem Rotwein und seinem Schnäpslein hat – in der Depression hilft Alkohol nicht.

Aber was ist mit dem Beten, dem zweiten Mittelchen auf Lord Byrons Rezept für Seelenruhe?

Mir haben schon Leute gesagt: Entweder Sie sind fromm, oder Sie sind depressiv. Das waren natürlich Leute, die wissen: Der Willibert Pauels ist Diakon. Der hat im Kölner Dom die Weihe empfangen. Der predigt sogar im Altenberger Dom ... Und die sagen: Also, was denn jetzt? Depressiv *und* fromm geht ja wohl nicht ...

Was soll ich armer Sünder darauf antworten?

Bleiben wir mal beim Beten (zum Diakon kommen wir später noch). Selbstverständlich ist es in meinen Alltag eingewoben. Und zwar meist das klassische Gebet, das Stundengebet, das alle katholischen Priester und Ordensleute »von Manila bis Mühlheim an der Ruhr und vom Hochland von Peru bis zum Hunsrück« (Hans Conrad Zander) beten. Natürlich kann das jeder sprechen – auch Sie, liebe Leserin, auch Sie, lieber Leser –, aber als Geistlicher geht man mit der Weihe eine regelrechte Verpflichtung ein, beim Stundengebet, so gut es eben geht, auf Regelmäßigkeit zu achten. Das Wunderbare daran ist: Wenn ich das Stundengebet des heutigen Tages aufschlage und die alten Psalmen bete, tun das auf der ganzen Welt, zeitlich versetzt, sämtliche Kleriker in ihren Kämmerlein und sämtliche Ordensbrüder und -schwestern in ihren Klöstern auch. Zusammen mit mir betet der alte Missionar in Kualalumpur, der vor mehr als einem halben Jahrhundert mit jugendlichem Elan aus seiner Heimat im, sagen wir, Hunsrück ausgewandert ist. Es betet die Nonne in Lima. Es betet der junge, dynamische Kaplan in Massachusetts. Es betet der alte emeritierte Papst, der letzte Abendländer auf dem Stuhl Petri. Es betet der jetzige Papst, der erste aus der Neuen Welt. Und an jedem Abend heißt es dann in der Komplet:

»*Sei unser Heil, o Herr, derweil wir wachen. Behüte uns, da wir schlafen. Auf dass wir wachen mit Christus und ruhen in seinem Frieden. Nun lässt du uns, Herr, wie du gesagt hast, in Frieden scheiden. Unsere Augen haben das Heil gesehen, und Herrlichkeit für das Volk Israel. Ehre sei dem Vater und dem Sohn und dem Heiligen Geist, wie am Anfang so auch jetzt und alle Zeit und in Ewigkeit. Amen.*«

Diese Worte, zusammen mit dem Wissen um die weltumspannende Gemeinschaft der Betenden, sind ein großer Trost zum Abschluss des Tages – also, lieber Lord Byron: fürwahr eine treffliche Empfehlung. Und ein paar Stunden später ist dann auch schon das Morgengebet dran. Für mich ist Beten eben auch ein Ritual, und diese Regelmäßigkeit ist wichtig, denn sie gibt zusätzlichen Halt. Wie heißt es bei den Juden so schön? Nicht alle Juden halten den Sabbat, aber der Sabbat hält alle Juden.

Und darum geht es beim Beten in erster Linie. Ich sag's mal ein bisschen blasphemisch: Dem lieben Gott ist es wurscht, ob ich bete. Wenn er von meinem Gebet abhängig wäre, reduzierte ich ihn zu einem lächerlichen Prüfungsbeamten. Aber mir kann es nicht wurscht sein. Denn, wie Thomas von Aquin gesagt hat: Das Gebet ist im letzten die Vergewisserung meiner Sehnsucht (*interpres desideri*) ... Im Gebet komme ich zur Ruhe, so wie ein Schiff in stürmischer See Halt findet, wenn es den Anker wirft. Deshalb sollte man meinen – und das habe ich früher auch selbst gemeint: Wenn dich der schwarze Hund anspringt, dann setze dich halt hin und sprich ein Gebet – der Seele wohltun wird es auf alle Fälle.

Aber nein, keineswegs!

Tut es nicht!

Natürlich habe ich es mit Beten versucht. Natürlich habe ich die trostreichen Worte gesprochen, immer und immer wieder. Nur unmittelbar genutzt hat es nichts.

Aber warum? Wie ist das möglich?

Nun, um beim Bild des Schiffes zu bleiben: Wenn die See richtig tobt, kann es ein Schiff, das am Anker hängt, zerreißen. Oder, psychologisch gesprochen: Du bist ein frommer Mensch. Du hast immer darauf vertraut, dass wir in Gott geborgen sind. Und jetzt gerätst du in diese für dich vollkommen unverständliche und verzweifelte Situation, wo die Depression dir die Seele aussaugt und dich in dieses Meer aus Angst wirft, und nun merkst du, dass Beten nicht hilft, dass es dich durchaus nicht beruhigt ... ja, daraufhin wird deine Depression natürlich nicht besser! Daraufhin wird sie womöglich noch schlimmer, weil sich dir obendrein der erschütternde Gedanke aufdrängt: Es ist alles Unsinn! Es ist alles Quatsch! Es hilft kein Gebet, es gibt keinen Gott, es ist alles nur noch furchtbar. Oder du fragst dich: Was habe ich verbrochen? Bei Lord Byron hat das Beten gewirkt, bei allen anderen wirkt es auch, nur bei mir wirkt es nicht – und plötzlich verstehst du, warum es zu den meisten Suiziden bei schönem Wetter kommt: Rings um dich her freuen sie sich, ein jeder genießt die Sonne, nur du kannst ihre Freude nicht teilen. Nicht einmal dem strahlendsten Sommertag gelingt es, diesen Überzug aus Eis auf deiner Seele zum Schmelzen zu bringen.

Und deshalb ... Kluge Menschen haben es immer schon gewusst. Die heilige Teresa von Ávila zum Beispiel, eine emanzipierte Frau zu einer Zeit, als es das Wort noch nicht gab, eine Rebellin, die mit einer Schar von Frauen ein Haus besetzte und dort ein Kloster gründete ... Die große Teresa von Ávila also hat ihren Ordensschwestern dringend geraten: *Sollte eine Schwester an Schwermut leiden, unterlasse sie das Gebet! Statt zu beten, möge diese Schwester versuchen, sich zu zerstreuen,* also sich auf andere Gedanken bringen, sich ablenken, um erst einmal dem Grübelzwang zu entkommen.

Und ich verstehe diese Heilige. Ich weiß, warum sie das sagt. Im Zustand der Depression kannst du dich mit Beten noch unglücklicher machen, weil es dich in deiner stockfinsteren Gewissheit bestärkt: Alles ist umsonst, alles geht den Bach runter. Wissen Sie, wie das Gebet des Depressiven lautet? Sie können es bei Ernest Hemingway nachlesen, in seinem Roman *Wem die Stunde schlägt*. Es beginnt mit den Worten: »Unser Nichts im Himmel, geheiligt werde dein Nichts ...« Und es endet mit dem trostlosen, sinnlosen Gestammel: »Nichts und Nichts, also Nichts. Amen.«

Die vernichtende Kraft der Depression. Sie kann dir sogar den Himmel leer fegen.

Und der Karneval? Und der Humor, die ausgelassene Stimmung einer fröhlichen Gesellschaft? Verfängt davon nichts, hilft davon nichts? Kann denn ein guter Witz nicht schlagartig die tiefste Dunkelheit erhellen? Hat der Humor denn nicht eine befreiende Kraft? Ist denn nicht wahr, was jemand mal gesagt hat: dass der Humor der Schwimmreifen im Meer der Angst ist? So lautet doch mein zweites Credo, mein zweites Glaubensbekenntnis ...

Ja, dies alles ist wahr. Aber eine Depression ist eine schwere Krankheit, die in ihrer akuten Phase durch einen guten Witz genauso wenig verschwindet wie ein Magendurchbruch oder ein Herzinfarkt. In diesem Zustand *kannst* du nicht mehr lachen. Du bist für Heiterkeit nicht mehr erreichbar. Depressive (und Fundamentalisten) erkennt man daran, dass ihnen das Lachen vergangen ist. Ihr unerschütterlicher Ernst, aus Gram und Sorge zusammengemischt, ist ein sicheres Erkennungszeichen.

Es gibt da einen »Test«, um sich ein Bild zu verschaffen – eine gewisse Vorstellung davon, ob es sich wirklich um eine krankhafte Depression handelt oder ob lediglich eine depressive Verstimmung vorliegt. Er funktioniert zwar nur in der Theorie, aber er bringt den Unterschied auf den Punkt: Du eröffnest einem Menschen, dass er gerade fünf Millionen Euro gewonnen hat. Der Verstimmte wird die Arme hochreißen und jubeln – der krankhaft Depressive aber wird gar nicht reagieren. Die fünf Millionen Euro interessieren ihn einfach nicht, oder, anders gesagt: Genauso wenig, wie ein Witz ihn erreicht, dringt auch die Nachricht von seinem Glückstreffer zu ihm durch. Selbst der wärmste Sonnentag vermag nichts gegen die Eiszeit der Seele.

Und der Erfolg, die Anerkennung, der tobende Applaus eines begeisterten Publikums?

Sie ahnen es ... Auch dadurch lässt sich der schwarze Hund nicht beeindrucken.

Von einem der berühmtesten Clowns, dem Schweizer Grock, erzählt man sich folgende Geschichte: In Oslo kommt ein Mann zum Psychiater. »Herr Doktor«, sagt er, »ich kann nicht mehr. Ich bin furchtbar niedergeschlagen, ich glaube, ich habe eine akute Depression.« Der Psychiater hat eine Idee. »Wissen Sie was?«, sagt er, »Lachen ist die beste Medizin. Zurzeit gastiert hier in Oslo der berühmte Clown Grock. Ich gebe Ihnen einen Rat: Kaufen Sie sich einfach eine Eintrittskarte, und besuchen Sie eine Vorstellung von Grock.« Worauf sein Patient entgegnet: »Herr Doktor, ich bin Grock.«

Aus eigener Erfahrung weiß ich: Auch die tollen Tage des Karnevals sind kein Heilmittel gegen die Depression. Ein befreundeter großartiger Künstler sagte mir in beeindruckender Offenheit: »Willibert, da hab ich die große Halle vor mir, die mir Standing Ovations darbringt, aber in mir bin ich aus Angst vor dem nächsten Auftritt dermaßen gelähmt, dass ich kaum die Treppe runterkomme ...«

Nicht mehr lachen zu können, nicht mehr hoffen zu können, nicht mehr glauben zu können – das ist Depression. Ich habe den klugen Rat der Teresa von Ávila übrigens nicht befolgt. Ich habe trotzdem gebetet. Aus lauter Sturheit. Ich habe es auf ein Kräftemessen zwischen meinem Glauben und meiner Depression ankommen lassen. Nach dem Motto: Wollen wir doch mal sehen, wer hier das Sagen hat, wer hier wen in die Knie zwingt ... Vergeblich.

Also noch einmal die Frage: Was ist das? Diese verfluchte Höllenkrankheit?

4. Von Menschen, die dummerweise keinen Filter haben oder: Mondo piccolo

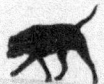

Ich will Ihnen eine Geschichte erzählen. Die Geschichte meines ersten Kusses.

Also ... Zum ersten Mal ein »richtiger« Kuss. Sie erinnern sich vielleicht – wie herrlich! Da tun sich die Himmelspforten auf.»... O süßes Sehnen voller Hoffen, der ersten Liebe gold'ne Zeit, das Auge sieht den Himmel offen, das Herz schwelgt in Glückseligkeit ...« (Schiller)

So ist es normal.

Regelrecht krankhaft war es bei mir.

Es geschah in einer Jugendherberge. Ich muss sechzehn, siebzehn gewesen sein (da lachen heute die jungen Leute drüber, da hatten sie schon normalerweise den ersten Sex). Wir jungen Burschen waren nachts rübergeschlichen zum Zimmer der Weiber, hatten zaghaft an die Tür geklopft, tocktocktock, hatten von innen leises Kichern gehört und waren tollkühn genug gewesen, daraufhin ohne Weiteres reinzumarschieren.

Man verteilte sich auf die Betten. Ich landete bei einem schwarzhaarigen Mädchen, blutjung, schön wie Esther Ofarim. Ich setzte mich zu ihr, nahm sie versuchsweise in den Arm, wir knutschten ein bisschen, wir küssten uns, und plötzlich züngelte sie in meinem Mund. Sie war um einiges fortgeschrittener als ich, und natürlich war ich von dieser unverhofften Bereicherung meines Erfahrungsschatzes für den Augenblick begeistert und wie verzaubert. Die Freude war jedoch nicht von Dauer. Gleich am nächsten Tag sprang mich der schwarze Hund an.

Es war, wie gesagt, nichts weiter passiert. Es war bei diesem harmlosen Grapschen und Befingern und Küssen geblieben, aber mir schoss anderntags plötzlich durch den Kopf: Was, wenn sie jetzt schwanger ist? Was, wenn du sie unbeabsichtigt und unbemerkt geschwängert hast, wenn dein Samen auf verschlungenen, nicht mehr nachvollziehbaren Wegen dorthin gelangt ist, wo es brenzlig wird? Wie gesagt, nicht eine Sekunde lang hatten wir uns in der Gefahrenzone bewegt. Aber meine Einbildungskraft ließ nicht locker, bis ich mir eine Möglichkeit zurechtgelegt hatte, wie ich dieses Mädchen gegen alle Wahrscheinlichkeit und gegen alle Naturgesetze geschwängert haben könnte. Und dieser panische Gedanke bohrte sich so tief in mich hinein, dass ich nach drei Tagen felsenfest davon überzeugt war: Sie ist schwanger. Das Unmögliche war für mich nun also Realität.

Ich war wie gelähmt. Jetzt kann man sagen: Das ist aber keine Depression ... Mag sein. Auf jeden Fall waren es Angstattacken. Und diese heimtückischen Überfälle von schwarzen Katastrophenszenarien auf meine Fantasie, selbst wenn sie noch so absurd waren, haben mich ein Leben lang begleitet. In diesem Fall sagte ich mir: Du musst Nachforschungen anstellen. Du musst herausfinden, ob deine Befürchtung zutrifft. Nur kannte ich das Mädchen gar nicht! Am nächsten Tag war sie abgereist, und alles, woran ich mich erinnerte, war ihr Vorname. Also das ganze ohnehin schwachsinnige Unternehmen abbrechen? Daran war kein Gedanke! Ich musste eben anderswo ansetzen. Was habe ich gemacht?

Ich habe die Telefonseelsorge angerufen. Habe mich zaghaft erkundigt, ob man von Petting schwanger werden kann.

Ach, hätte mich die gute Frau am anderen Ende doch bloß mit einem barschen »Was für ein Quatsch!« abgefertigt – ich wäre beruhigt gewesen. Stattdessen bekam ich von ihr zu hören: »Theoretisch ist so was möglich ...« Peng – schon stand für mich fest: Es ist passiert. Die Telefonseelsorge hat dir gerade die definitive Bestätigung geliefert. Es dauerte Tage, bis meine Gewissensqualen abgeklungen waren ... Das Auge sieht den Himmel offen? Von wegen. Mein Auge sah meistens die Hölle offen.

Und damit habe ich schon das Wesentliche über die Arbeitsweise meiner Depression verraten. Die Operations- oder Verfahrenstechnik gewissermaßen, durch die sich Wirklichkeit so verbiegen und verdrehen lässt, dass sie sich in ein Zerrbild ihrer selbst verwandelt.

Nie wäre ich darauf gekommen, den Fehler bei mir und meiner Sicht auf die Dinge zu suchen. Diese Art kritischer Verhaltens- und Selbstanalyse ist evangelisch, und ich komme aus Wipperfürth im Bergischen Land, da war man katholisch.

Natürlich habe ich Ursachenforschung betrieben. Natürlich habe ich versucht, meinem Erschrecken auf den Grund zu gehen. Aber betreiben Sie mal Ursachenforschung im Wipperfürth der Fünfziger-, Sechzigerjahre. Gar nicht so leicht.

Denn diese katholische Wipperfürther Welt kreiste stillzufrieden um sich selbst. Sie war heil, und sie war klein – un mondo piccolo –, und sie erinnerte nicht bloß entfernt an das kleine Dorf in der Po-Ebene aus den großartigen Don-Camillo-und-Peppone-Romanen von Giovanino Guareschi, die im Original übrigens genau so heißen: Mondo piccolo, Kleine Welt. Dort am Po fielen ja selbst die beiden Gegenspieler, der kommunistische Bürgermeister Peppone und der katholische Priester Don Camillo, in einem Bild zusammen, weil die Werte dieser kleinen, überschaubaren Welt für alle gleich waren. Das Lebensgefühl wurzelte in einer Zeit lange vor allen ideologischen Zerwürfnissen, über das Grundsätzliche herrschte weitestgehende Einigkeit, und so ähnlich war es auch bei uns in Wipperfürth. Der Nachbar und die Nachbarin sagten dasselbe wie die Lehrerin, die Lehrerin sagte dasselbe wie der Pastor, der Pastor sagte dasselbe wie Mama und Papa, meine Medien bezog ich aus der katholischen Borromäus-Bücherei, und selbst das staatliche Gymnasium Engelbert von Berg startete mit einer Schulmesse in jede neue Woche. Mit anderen Worten: Man lebte behütet in einer rundum heilen, rundum katholischen Welt.

War die enge, katholische Erziehung an meinem Dilemma schuld?

Tatsache ist: Der kleine Willibert war ein ausgesprochen schüchterner und sehr verklemmter Junge. Kann man sich heute nicht mehr vorstellen, war aber so. Er quälte sich mit Sünden-Angst und Gewissens-Pein herum, und mit siebzehn, achtzehn, zwanzig machte er Phasen lang anhaltender Angstzustände durch ... Hatte ich einfach eine Überdosis Mondo piccolo cattolico geschluckt? Andererseits – meine Schwester hatte die gleiche Erziehung genossen, noch rigoroser sogar, ohne Schaden zu nehmen. Ihr war es geglückt, sich zu befreien, und im Übrigen – Depressionen und Angstattacken kriegen auch Evangelische und Atheisten.

Und wahr ist außerdem, was die Schriftstellerin Ulla Hahn dazu angemerkt hat – nebenbei: eine tolle Frau, gelobt von einem der schärfsten Literaturkritiker, von Marcel Reich-Ranicki, der folgende überschwängliche Worte für sie fand: »*Ulla Hahn – es ist hinrrreißend, hinrrreißend, was diese Frrrau schrrreibt. Es ist grrroßarrrtig!*« – Diese Ulla Hahn also, die so wie ich in den Fünfzigerjahren jung war, hat die kluge Bemerkung gemacht: »*Ja, ja, es war eine sehr enge, abgeschottete*

Welt, aber sie gab auch Halt.« In diesem soliden Gebäude aus klaren Regeln und klaren Abläufen hätte ich mich fraglos genauso gut geborgen und sicher fühlen können ...

Also, natürlich habe ich Ursachenforschung betrieben. Das heißt, in der Kindheit nahm man die Dinge hin, wie sie eben lagen, da hieß es höchstens: zu viel Fantasie, womit mein Fall zur allgemeinen Zufriedenheit gelöst und abgeschlossen war, und später ... Nun, später habe ich versucht, die Sachverhalte zu klären. Ich habe ausschließlich in der Wirklichkeit, in den äußeren Dingen und Umständen nach den Gründen für meine Panik gesucht. Ich habe immer gedacht: Du musst jetzt deinen schwarzen Gedanken nachgeben und herausfinden, was genau da schiefgelaufen sein könnte, schiefgelaufen sein musste, in der Hoffnung, dass sich der schwarze Hund dann automatisch winselnd zurückziehen würde. Die Ursache für meine Kalamitäten bei mir selbst und *meiner Sicht* auf die Dinge zu suchen ... wie gesagt: Ich wär' nicht drauf gekommen.

Dieser im Grunde herrlich leichtsinnigen, katholischen Strategie bin ich dann treu geblieben. Das hatte auch Vorteile. Als Evangelischer zum Beispiel wäre man vielleicht in Versuchung geraten, es mit Psychoanalyse zu versuchen. Ist mir nicht eingefallen. Gerade wenn ich mir Prominente wie Woody Allen ansehe, bin ich darüber froh. Der arme Kerl hat kürzlich »Goldene Hochzeit« mit seinem Analytiker gefeiert, hat ein halbes Jahrhundert auf der Couch gelegen, ohne einen Deut glücklicher zu werden. Diese Pleite ist mir erspart geblieben.

Nach allem, was ich weiß und lese, ist die Psychoanalyse nach Freud mittlerweile auch umstritten. Doch wie dem auch sei, ob nun was dran ist oder nicht – ich selbst habe niemals das Bedürfnis verspürt, mir den Kopf darüber zu zerbrechen, was bei mir in frühster Jugend im Einzelnen alles schiefgelaufen ist.

Aber etwas Bestimmtes ist mir im Lauf der Jahre und lange bevor ich in die Klinik ging, doch aufgefallen. Etwas, das mit mir zu tun hat. Und bevor wir es medizinisch-korrekt in der Fachsprache der Ärzte sagen, möchte ich es auf meine Art etwas bildhafter formulieren: Ich habe keinen Filter.

Menschen werden mit einer mehr oder weniger robusten Schutzhaut geboren. Die einen kommen mit einem dicken Fell zur Welt, die anderen mit einem dünnen. Mein Fell ist extrem dünn. Es ist quasi durchlässig. Mir geht alles unter die Haut, auch die brisanten Wahrheiten unserer Existenz, und die brisanteste Wahrheit lautet: Unser Leben hängt immer am seidenen Faden. Wir balancieren in jedem Augenblick auf Messers Schneide. Auf kein Glück ist Verlass. Von einer Minute auf die andere kann alles vorbei sein, und was dir eben noch gelungen ist, kann im nächsten Moment fürchterlich danebengehen.

Wer möchte schon ständig daran erinnert werden? Die ungefilterte Realität ist bestürzend. Gnädigerweise sind die meisten Menschen mit einem Fell ausgestattet, das strapazierfähig genug ist, um sie vor dem Bombardement allzu unangenehmer Wahrheiten zu schützen. Ich aber nicht. Ich habe keinen Filter, der die giftigen Partikel der Wirklichkeit zurückhält. Ich kann mir alles vorstellen, ich kann mir jederzeit das Schönste wie das Schrecklichste ausmalen. Der Segen dabei ist: Ich kann tolle Geschichten erzählen, ich kann ein mitreißendes Bühnenprogramm machen, ich kann bei meinem Auftritt auch noch den Letzten in der letzten Reihe erreichen. Der Fluch ist: Auch Horrorvorstellungen gehen ungefiltert rein, nichts hält sie auf.

Natürlich stehe ich mit einer solchen Konstitution nicht allein. Ich kenne kaum Künstler mit dickem Fell. Die meisten Künstler haben diese Begabung, sich in alles so hineinversetzen zu können, dass sich die Grenze zwischen »das habe ich mir nur ausgedacht« und »das ist wirklich passiert« für sie verwischt. Kein Problem, sich ohne jeden konkreten Anlass in etwas hineinzusteigern. Und selbst wenn sich das Geschehen dann von vorn bis hinten in deinem Kopf abspielt, ist es für dich Realität, weil du den Unterschied gar nicht kennst. Das ist die Gedankenfalle. Deshalb leben Künstler gefährlich.

Wer Glück hat, kommt mit einem erträglichen Quantum Melancholie davon. Melancholie ist Freude an der Traurigkeit, und sie ist nicht nur verkraftbar, sie kann sogar etwas Tröstliches haben, weil man weiß: Wäre ich nicht melancholisch, könnte ich nicht so schöne Gedichte schreiben. Aber andere zahlen für ihre Dünnhäutigkeit einen höheren Preis. In seinem Buch *Celebrities – vom schwierigen Glück, berühmt zu sein* weist der namhafte Psychotherapeut Borvin Bandelow nach, dass ein signifikant großer Anteil an Depressiven, Alkoholikern und psychisch Kranken auf die Künstler entfällt. Das Klischee vom traurigen Clown kommt nicht von ungefähr. Man könnte die Erkenntnis Bandelows salopp so zusammenfassen: Nicht die Bühne macht krank, sondern Bekloppte machen Bühne.

Was mir unmittelbar eingeleuchtet hat. Es ist nämlich so: Gerade durch dein jahrelanges Grübeltraining bist du als depressiv Veranlagter der ideale Bühnenmensch! Du sprichst ja unentwegt mit dir selbst, du formulierst ja pausenlos in dich hinein, du brauchst also nur das, was du sowieso gespeichert hast, auf der Bühne in einem Schwall rauszulassen. Damit kommst du vielleicht gut an, doch dein Erfolg hat einen Haken, einen hässlichen Widerhaken: Er setzt dich einem furchtbaren Druck aus. Denn du bist darauf geeicht, in jedem Augenblick zu spüren, wie dein Publikum reagiert, und zitterst und bangst vor jedem Auftritt – hoffentlich klappt es diesmal! Hoffentlich finde ich Gnade vor den Augen der Menschen im Saal! Man nennt es Lampenfieber und denkt dabei wahrscheinlich an einen leicht erhöhten Puls, aber das meine ich nicht. Ich meine die panische Angst, auf der Bühne zu versagen. Ich meine den gnadenlosen Erfolgsdruck.

Keine Frage, auch hier gibt es Ausnahmen. Ich habe Kollegen unter den Büttenrednern, denen ist wirklich schnurzegal, ob sie ankommen oder nicht. Und wenn ihr Auftritt vollkommen in die Hose gegangen ist, weil z. B. das Publikum besoffen war – nach jeder Pleite nehmen sie ungerührt ihren Scheck entgegen und sagen sich: Das ist Schmerzensgeld. »Weißte wat?«, hat mir mal einer von diesen Dickhäutern geraten,»wenn dat Publikum Driss (Scheiße) is, dann guckste hingen op de Wand. Un do hingen op de Wand, da is ene riesije Scheck. Do guckste immer drupp.«

Gut gebrüllt. Aber ich sehe keinen Scheck. Ich sehe das Publikum, das nicht reagiert, die abwesenden Blicke, die unbeteiligten Gesichter. Da kann ich mir hinterher hundertmal sagen: Es lag nicht an dir, das Publikum war betrunken, oder: Du warst erst nach Mitternacht dran, da hört eben keiner mehr zu ... Mein Gefühl sagt mir: Du hast versagt. Stur meine Nummer durchziehen und den Scheck an der Wand nicht aus den Augen lassen? Konnte ich nie. Die wenigsten Kollegen können das. Die allermeisten haben Angst vor dem Moment, in dem sie baden gehen, und in der Hochsaison des Karnevals wiederholt sich diese Angst bis zu achtmal am Tag. Vor jedem Auftritt. Vor jedem. Und du weißt nie, wann es passiert ...

Kurzum, bei mir kommt alles zusammen: eine depressive Grundstruktur, eine düstere Veranlagung, eine fataler Hang zu eingebildeten Katastrophen. Und jahrzehntelang habe ich gedacht: So geht es Leuten, die keinen Filter haben. Das ist der Preis, den man für seine Künstlernatur und sein Talent zahlen muss. Mit diesem Geschenk der dreizehnten Fee musst du leben.

Davon war ich überzeugt. Bis zu dem Tag, als ich zum ersten Mal meinem Arzt in der Klinik gegenübersaß.

5. Mein Weg in die Klinik oder: Der schwarze Hund greift an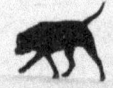

Es ging los wie üblich, ohne ersichtlichen Grund, ohne erkennbaren Auslöser. Schon während der karnevalistischen Hauptsaison 2012 (wir Karnevalisten haben dafür das Wort Session) spürte ich, dass sich die altbekannte Beklemmung, die altbekannte Panik zurückmeldete. Noch rumorten die Vorboten des Unheils hinter den Kulissen. Noch wurden sie vom Superstress des Karnevals überlagert und, wenn eine Büttenrede erfolgreich war, von Euphorie verdrängt. Doch was käme auf mich zu, wenn nach Aschermittwoch der ganze Trubel schlagartig vorbei war?

Kloster ist immer gut. Vorsichtshalber zog ich mich nach Karneval für eine Weile in die Benediktinerabtei Königsmünster bei Meschede im Sauerland zurück. Auch da besserte sich meine Stimmung nicht wesentlich, aber ich kam zur Ruhe. Auf die Idee, dass sich etwas Bedrohliches ankündigen, dass es für mich gefährlich werden könnte, kam ich in diesen Tagen nicht – eine Zeit vorübergehender Erschöpfung, auch Niedergeschlagenheit, war nach den Strapazen der Session keine Seltenheit.

Die folgenden Monate vergingen mehr schlecht als recht. An meinem Heim konnte es nicht liegen. Unser Haus, ein ehemaliges Bauernhaus, liegt abseits von allem im Grünen, in der herrlichen Wald-, Wiesen- und Hügellandschaft des Bergischen Landes, abseits der Straße und weit abseits der nächsten Stadt, die übrigens immer noch Wipperfürth heißt. Haus, Teich, Garten und das Turmzimmer als Arbeitsraum mit Aussicht auf sanft geschwungene Höhen – schöner hätte ich es kaum haben können, aber das große Aufatmen blieb aus. Ich hielt mich aufrecht, das ja, aber allmählich dämmerte mir, dass der schwarze Hund im Kellergewölbe drauf und dran war, sich loszureißen. Er knurrte nicht mehr bloß, er fletschte die Zähne, er hatte die Ohren schon nach hinten gelegt. Die Vorzeichen einer schweren Depression waren nicht zu übersehen, aber ich wollte sie nicht wahrhaben. Ende Juli sollte es in den Urlaub gehen, und ich sehnte den Tag der Abreise herbei. Da hatte ich etwas, von dem ich mir eine Kur für Leib und Seele versprechen durfte, und gab mir alle Mühe, mich drauf zu freuen.

Der Urlaub rückte näher. Und wie es der Teufel will: In der Woche vor unserer Abreise griff der schwarze Hund an. Er hatte sich losgerissen, er war nicht mehr zu halten. Ich werde wach, und mir stockt der Atem. Ich ringe um Luft. Ich suche nach einem Grund für meine Panik, nach Unerledigtem, Ärgerlichem, Bedrohlichem, ich durchforste mein Gedächtnis, ich befrage mein Gewissen – nichts. Kein schwelender Konflikt, keine unangenehmen Verpflichtungen, und die Hektik der nächsten Session noch in weiter Ferne. Mithin alles im Lot. Die ganze Panik – selbst gemacht.

Und jetzt die Erinnerung, die Gespenster der Vergangenheit. Die Angst vor der Angst.

Vor zwanzig Jahren ... Damals war es so schlimm, dass es mich schon um fünf Uhr morgens überkam. Die Depression hatte nicht mehr warten wollen, bis ich wach wurde. Sie hatte es eilig gehabt, sie hatte mich aus dem Schlaf gerissen. Anfangs um fünf Uhr in der Früh, dann, wenig später, bereits um zwei Uhr nachts. Damals war ich aufgestanden, mitten in der Nacht, und ins Badezimmer geflüchtet, aber die schwankenden Gestalten hatten sich nicht beirren lassen, die Panik war geblieben. Wie in einem billigen Horrorfilm hatte ich weinend und schlotternd im Badezimmer gestanden und den Kopf gegen die Wand geschlagen, einmal, noch einmal, noch einmal, immer wieder, bis meine Frau dazugekommen war. »Was ist denn los?«, hatte sie entsetzt gefragt und den Hausarzt angerufen, was sollte man sonst machen. Der war auch prompt gekommen, aber seine erste Beruhigungsspritze hatte ihre Wirkung verfehlt. Erst nach der zweiten, deutlich höher dosierten Spritze war ich einigermaßen zur Ruhe gekommen ...

Darauf scheint es jetzt wieder hinauszulaufen. Ich quäle mich aus dem Bett, ich nehme es mit dem angebrochenen Tag auf, ich tröste mich mit dem Gedanken an den bevorstehenden Urlaub – da werden wir aufleben, Frau Irene, Hund Scarlett und ich, da wird das Gespenst der Depression kapitulieren müssen.

Vorsichtshalber gehe ich zum Hausarzt. »Ich verschreibe dir mal ein angstlösendes Medikament«, sagt er. Ich nehme es nicht. Man weiß ja nie, worauf man sich da einlässt, was es mit einem macht, man hat schon alles Mögliche gehört. Außerdem begehe ich den Fehler aller Fehler. Ich lese den Beipackzettel und erbleiche. O Gott, nein, denke ich, lass die Finger davon.

Aber ich nehme es mit in den Urlaub. Und da passiert es. Wie heißt es so treffend? Depressionen gibt es auch unter Palmen.

Meine Palmen wuchsen in der Nähe von Passau, wo wir mit unserem herrlichen Vierbeiner, mit Scarlett, in einer Pension wohnten, prächtig gelegen. Aber ich hatte auch meinen inneren Hund dabei, den Höllenhund aus dem Kellergewölbe, der schon seit Tagen frei herumlief. Und jetzt nahm die Depression erst richtig Fahrt auf. Die Panikanfälle wurden heftiger. Die Attacken wurden so schlimm, dass mich der schwarze Hund, wie vor zwanzig Jahren, schon morgens um fünf mit einem gewaltigen Satz aus dem noch dunklen Zimmer ansprang. Ich wachte auf, und da saßen sie schon auf der Bettkante, die Dementoren, die ungreifbaren Schatten, die einem die Seele aussaugen.

Ich konnte fast die Uhr danach stellen: Um fünf Uhr wurde ich wach, den Pyjama von Angstschweiß durchtränkt. Wie nach einem Albtraum. Aber ich hatte gar keinen Albtraum. Diese Angst kommt ohne Bilder und ohne Träume aus. Sie ist einfach da, sie ist nur sie selbst, sie ist buchstäblich nackt. Und dann wurde aus der Fünf-Uhr-Panik, wie damals, eine Zwei-Uhr-Panik. Es war höllisch. Mitten in der Nacht stöhnte ich laut auf. Was meine Frau natürlich mitbekam.

»Willibert, was ist denn los?«

»Ich weiß nicht. Es ist wieder so weit.«

»Ja, aber schau mal ...«

Und dann folgten die lieb gemeinten, hilflosen und vollkommen nutzlosen Versuche, mich zu trösten, mich auf andere Gedanken zu bringen, mir das Schöne an diesem Urlaub und unserem Leben vor Augen zu führen.

Lassen Sie mich hier einen Einschub machen.

Um das Thema noch einmal aufzugreifen: Alles, wirklich alles ist zwecklos. Trinken hilft nicht, Beten hilft nicht, Karneval hilft nicht – und Zuspruch hilft natürlich auch nicht. Jeder Trost prallt an dem Bunker ab, in den dich deine Depression eingesperrt hat. Wie oft haben mir wohlmeinende, liebe Freunde gesagt: »Schau dir doch dein Leben an – was für ein reiches Geschenk! Deine Familie, deine Freunde, und was du alles kannst, wie viel Glück du im Leben gehabt hast, wie privilegiert du bist ... Das sollte dich doch froh machen« – und gehofft, mich dadurch aufmuntern zu können. Vergeblich. Genauso unsinnig, wie sich von einem Urlaub den Sieg über die Kohorten der schwarzen Gedanken zu versprechen. Denn der hilft auch nicht. Der kann es sogar noch schlimmer machen. Eine Ferienreise kann zu einer regelrechten Falle werden, weil sie die Depression durch das Leiden an der eigenen Freud- und Lustlosigkeit angesichts der Schönheit, die dich umgibt, bloß weiter verstärkt. Also: Urlaub ist nur dann schön, wenn du keine Depression hast.

Aber die schrecklichste aller Erfahrungen mit der Depression ist: Nicht einmal die Liebe hilft. Alle Mühe eines liebenden Menschen ist letztlich vergeblich. Die größte Aufmerksamkeit, das größte Verständnis, die stärkste Zuneigung vermag nichts gegen deine Depression auszurichten. Ich weiß, wovon ich spreche, denn an all dem hat es mir weiß Gott nie gemangelt.

Und nun ist ein Wort zu meiner Frau Irene fällig, bevor ich mit den Geschehnissen im Sommer 2012 fortfahre.

Als eine der großen Gnaden meines Lebens empfinde ich es, eine Lebensgefährtin zu haben, die genau das ergänzt, was bei mir fehlt oder fehlerhaft ist. Während ich oft abhebe, während ich gern in Pathos und Fantasie abdrifte und in praktischen Dingen eine nicht unbeträchtliche Hilflosigkeit an den Tag lege, ist Irene ein bodenständiger, realistischer Mensch. Sie kommt von einem kleinen Bauernhof im Bergischen Land; ihre Mutter stammt aus einer ungemein lebenstüchtigen Sippe, und ihr Vater war ein kleiner, bisweilen zorniger, aber herzensguter Mensch. Und in dieser ihrer bodenständigen, bäuerlichen, erdverbundenen Art hat sie mich im Leben an die Hand genommen und mir Heilung gebracht, wo immer Heilung möglich war.

Natürlich hatten wir uns, wie könnte es anders sein, in der katholischen Jugend kennengelernt – Mondo piccolo. Sie betreute die älteren Ferienkinder, die jedes Jahr für zwei, drei

Wochen von der Gemeinde aus auf Ferienfahrt gingen, ich die jüngeren. Und wie es eben so kommt ... »*Es war beim Ball paré, über uns fiel der erste Schnee* ...« – das war unser Lied.

Übrigens, in diesem Zusammenhang schnell einen Witz, bevor es zu sentimental wird: Ein Ehepaar sitzt im Restaurant. Plötzlich fällt in der Küche ein riesiger Stapel Geschirr zu Boden und zerscheppert mit Getöse und Geklirr. Worauf die Frau zu ihrem Mann sagt: »Hör mal. Sie spielen unser Lied.«

Na schön, jedenfalls ... Als Jugendlicher hatte ich bereits diese seltsamen Anfälle von Schuldpanik, ohne dass ich von Depression gesprochen hätte, und Irene gelang es von Anfang an, mich immer wieder aus dem aufgewühlten Meer der Angst in ruhigeres Fahrwasser zu retten. Wenn bei mir schließlich doch das Normale und Vernünftige siegte, dann war es ihr Verdienst.

Und so ist es bis heute. Irene ist der Mensch, der oft genug unter Tränen mitgelitten und doch stets einen klaren Kopf bewahrt hat, der mich mit aller Kraft immer wieder zu jenen Schritten gedrängt hat, die notwendig waren, um mich aus dem Tal der Tränen herauszuführen. Und in den Zeiten, in denen ich gar nichts mehr mitbekam, hat sie alles allein gemanagt, die Familie, den Hund, den Hof, das Haus, so wie sie heute noch alles Geschäftliche für mich übernimmt. (Wozu bin *ich* eigentlich gut? Zum Depressivsein und Witze erzählen?)

Aber – und ich bringe es nur schwer über die Lippen: Auch die wunderbarste Ehefrau, auch die größte Liebe ist gegen die Depression machtlos. Sie kann sie nicht aufhalten, nicht stoppen, schon gar nicht heilen. Es ist, als hätte das eine mit dem anderen, als hätte die Liebe mit der Depression nicht das Geringste zu tun. Nach dem erschütternden Freitod von Robert Enke, dem depressiven Torwart von Hannover 96, wurde seine Frau in der Presse mit den Worten zitiert: »*Wir hatten geglaubt, Liebe kann ihn heilen.«* ... Manchem werden diese todtraurigen Worte noch in den Ohren klingen, wie ein schrecklicher Offenbarungseid, wie eine Kapitulationserklärung der Liebe, aber sie bestätigen nur, was alle Ärzte und Psychotherapeuten wissen: Familienangehörige, Freunde, Geliebte, sie alle sind angesichts der Depression zur Ohnmacht verurteilt.

Für uns beide – und damit komme ich auf den Sommer 2012 zurück – brachen in diesem Urlaub furchtbare Tage an. Wir versuchten es mit Spaziergängen, mit Ausflügen. Wir taten alles, um uns die Urlaubstage so schön wie möglich zu machen. Nichts half. Ich war gar nicht mehr aufnahmefähig, ich sah mich bloß immer tiefer in einem Abgrund von Traurigkeit versinken. Als ich, es war eine halbe Woche vor dem regulären Ende des Urlaubs, nach einer nächtlichen Panikattacke still wurde, hörte ich den Hund am Fußende schnarchen – und Irene neben mir weinen. »Was ist?«, fragte ich sie. Und sie sagte nur: »Ich will nach Hause.«

Wir packen die Koffer, wir fahren nach Hause. Daheim schalte ich den Computer ein. Die Mailbox ist randvoll, und sofort stellt sich bei mir der Widerwille gegen die Zumutungen des Alltags ein. Unüberwindlich, panisch. Jetzt bloß keine Termine, keine Verpflichtungen. Jetzt bloß nicht in Anspruch genommen werden. Jetzt bloß keinen Druck.

Trotz Niedergeschlagenheit, trotz Antriebslosigkeit gehe ich daran, ein paar Briefe zu beantworten. Suche in der inneren Leere nach Worten. Quäle mich von Satz zu Satz. Und dann der Zusammenbruch. »Ich kann nicht mehr!« Mit letzter Kraft wähle die Nummer eines befreundeten Psychiaters – und höre seine Stimme, diese besänftigende, Vertrauen einflößende Stimme eines Menschen, der von Berufs wegen tagtäglich mit solchen Notfällen zu tun hat.

»Willibert«, sagt er, »ich höre deiner Stimme an, was mit dir los ist. Willibert, nochmals: Geh es endlich professionell an. An einem Ort, wo man dir aller Voraussicht nach und mit größter Wahrscheinlichkeit helfen kann. Das ist eine Klinik. Die ist dafür gebaut worden.« Dann nennt er mir mehrere Kliniken, die einen hervorragenden Ruf genießen. Eine davon ist das Alexianer St. Josef-Krankenhaus in Neuss. Dort will ich hin.

Er zögert. »Hältst du das für eine gute Idee? In Neuss kennt dich jeder. Das wird sich sofort rumsprechen. Ich sehe schon die Schlagzeile: Der bergische Jung in der Klinik! Fahr doch nach Süddeutschland. Da ist es auch schöner als in Neuss...«

(Blödsinn. Schöner als in Neuss?) Ich bleibe dabei. (Hatte Neil Diamond in den Siebzigern nicht einen Hit mit dem Titel *What a beautiful Neuss*?) Eine Stunde später gibt er grünes Licht: »Du kannst kommen.«

Irene fährt mich hin. Und zwei Stunden später werde ich eingeliefert.

Nein. Eben nicht.

Ich werde nicht eingeliefert. Kein Blaulicht, keine Zwangsjacke. Auch kein düsterer wilhelminischer Ziegelbau mit vergitterten Fenstern. Überhaupt nichts, was an den genialen Film mit Jack Nicholson erinnert. *Einer flog über das Kuckucksnest* ... Wahrscheinlich gibt dieser Film die Situation in psychiatrischen Anstalten bis in die Siebzigerjahre sogar korrekt wieder. Aber hier spricht nichts für einen Ort des Grauens. Ganz im Gegenteil.

Ich stehe mit meinem Koffer vor einem architektonisch hinreißenden Gebäude. »Zentrum für seelische Gesundheit« verkündet eine Tafel am Eingang, wovon du dich leicht überzeugen lässt, wenn du die Vorfahrt mit dem Springbrunnen hinter dir gelassen und die vornehme Lobby betreten hast und vor einer Art Hotelrezeption stehst, wo dich keine Krankenschwester rüde verhört, sondern ein Empfangschef sich nach deinen – fast hätte ich gesagt – Wünschen erkundigt.

Und das Gefühl, in einem vornehmen Hotel abgestiegen zu sein, vergeht nicht. Das ganze Gebäude ist lichtdurchflutet, und niemand läuft in einem weißen Kittel herum, weder Ärzte noch Pflegepersonal. Und nach und nach fügen sich alle diese Facetten zum Gesamtbild eines Ortes, der dir rundum sympathisch ist.

Das also war die erste Überraschung: das Haus, die Architektur, die Atmosphäre. Ich werde später noch ausführlich darauf eingehen. Was mir dann aber bewies, wie berechtigt mein anfänglicher Eindruck war, war das erste Gespräch mit meinem Arzt. In dem er mir gleich zu Beginn erklärte:

»Herr Pauels, die Ursache vieler Depressionen ist ganz banal: eine Stoffwechselstörung. Die Botenstoffe in Ihrem Körper spielen verrückt. Und dagegen lässt sich was machen. Bei allen Stoffwechselstörungen forscht die Industrie unter Hochdruck, um wirklich das beste Medikament zur Verfügung stellen zu können, weil damit Geld zu verdienen ist – immer die beste Motivation. Freuen Sie sich also schon mal darauf, dass auch für Sie das richtige Mittel darunter sein wird. Und verbeißen Sie sich bloß nicht in die Idee, Ihnen sei in der Vergangenheit etwas Schlimmes passiert, das Sie verdrängt haben ...«

So. Das war die zweite Überraschung. Depressionen können biologische Ursachen haben ... Ich weiß nicht, ob Sie mich verstehen, liebe Leserin, lieber Leser, aber – in diesem Moment fiel mir ein wirklich großer Stein vom Herzen.

6. Die biologischen Ursachen einer Depression oder: Wenn die Botenstoffe verrückt spielen

Eine Klinik, die wie ein vornehmes Hotel wirkt ... Der Unterschied zu einem Hotel besteht natürlich darin, dass du dort nicht aus eigener Kraft reinmarschierst, frohgemut deinen Zimmerschlüssel entgegennimmst und entspannt den Aufzug in den vierten Stock nimmst. Allein schaffst du es ja oft gar nicht bis zur Klinik; liebe Menschen müssen dich bei der Hand nehmen und in dieser Oase abliefern. Und der schwarze Hund bleibt nicht draußen, nur weil es in diesem Haus so schön ist, der schmuggelt sich auch rein.

Was habe ich als Erstes gemacht? Ich habe das Medikament, das mir der Klinikarzt gegeben hatte, eingenommen. Jetzt war mir auch der Beipackzettel egal, aber vor allem: Hier in der Klinik geschah es ja unter ärztlicher Aufsicht. Das war gut so, denn dieses Medikament war ein ziemlicher Hammer. Ein starkes, angstlösendes Präparat, das bei mir gottlob prompt wirkte. Solche Mittel kann man nicht über einen längeren Zeitraum nehmen, sie würden, wie Morphium, abhängig machen und Nebenwirkungen haben, aber für den Anfang sind sie Gold wert, weil sie dich aus der Folterkammer der Panik befreien.

Anschließend war ich zumindest wieder »vernehmungsfähig« und damit aufgeschlossen für die frohe Botschaft meines Arztes, die Sie zum Schluss des letzten Kapitels gelesen haben. Eine Störung des Stoffwechselhaushaltes eben. Das klang plausibel. Aber bis dahin hatte ich es nicht gewusst. Oder nicht geglaubt. Jedenfalls war mir dieser einfache Zusammenhang nicht klar gewesen. Bis dahin war auch ich mehr oder weniger der allgemeinen Überzeugung: Depression ist Leiden an sich selbst oder der Welt, sie muss also mit deiner Lebensgeschichte zu tun haben. Es muss da verborgene dunkle Punkte in deiner Vergangenheit geben, die du nicht aufgearbeitet hast und die sich jetzt dafür rächen. Von daher müsstest du Frieden mit dir oder der Welt schließen, das heißt: diese dunklen Punkte irgendwie ans Licht holen und wegräumen, bevor an Heilung zu denken ist. Bevor du selbst aus der Dunkelheit ans Licht gelangen kannst ... Aber nein!

Es gibt endogene Depressionen. Depressionen, die keinen äußeren Auslöser brauchen. Die sich ganz banal aus einer Stoffwechselstörung erklären. Deine Botenstoffe fließen eben nicht ganz so frei und ungehindert durchs Hirn, wie sie sollten ... Für mich war das eine befreiende Botschaft. Sicher, die Sache stellte sich hinterher komplizierter dar, und bedeutungslos ist die eigene Lebensgeschichte so gut wie nie, aber diese Erklärung, dieser Ansatz bewirkte auf Anhieb zumindest eins: Im Kerker meiner Depression wurde es zum ersten Mal seit Wochen etwas heller. Zum ersten Mal stellte sich eine spürbare Erleichterung ein. Deine Mutti hat dich zu früh aufs Töpfchen gesetzt? Vergiss es! Du hast in der Kindheit deine Mama zu lieb gehabt? Vergiss es! Irgendetwas in deinem Gehirn funktioniert nicht, und diese Störung muss als Erstes in Ordnung gebracht werden – das war es, was ich nach dem ersten Gespräch mit meinem Arzt begriff. Und wenn du schon an Depression leidest, findest du es ungemein tröstlich, dass du dir nicht auch noch den Kopf darüber zerbrechen musst, was bei dir in frühester Jugend schiefgelaufen ist ... Gegrübelt wird in diesem Kopf ja schon genug.

Biologie und Gedanken hängen zusammen. Eine Stoffwechselstörung färbt dein Denken schwarz ein. Diese Erkenntnis holt die Depression zunächst mal aus der mystisch-mythischen Ecke heraus und räumt mit der Vorstellung auf, der Seele müsse zwangsläufig Grässliches zugestoßen sein. Und diese Sichtweise leuchtet ein, weil du aus eigener Erfahrung mit berauschenden Getränken die gegenteilige Wirkung kennst: Auch der Alkohol löst einen bestimmten biochemischen Prozess im Gehirn aus, nur dass er beglückende Gedanken zur Folge hat. Statt sich unter dem Grübelzwang im Kreis zu drehen, flattern sie jubelnd in alle Himmelsrichtungen auf.

Mich überzeugt dieser Zusammenhang besonders vor dem Hintergrund meiner Morgendepressionen. Sie sind für mich das deutlichste Zeichen für eine biologische Ursache. Während des Schlafs wird eine Funktion abgeschaltet, die für die seelische Ausgeglichenheit zuständig ist, und wenn ich die Augen aufschlage, dauert es aufgrund der Störung noch eine Weile, bis der Schalter in den Tagesmodus zurückschnappt. Diese Funktion muss gewissermaßen erst in Gang kommen, so wie ein Motor, bevor bei dir wieder alles rundläuft.

Was mir mein Arzt bestätigte.

Der Zusammenhang zwischen Schlaf und Depression ist demnach bekannt. Der Schlaf stellt sich nämlich erst in dem Moment ein, in dem ein bestimmter Botenstoff an die Arbeit geht, das Melatonin. (Unter Kindern gibt es dafür den Fachterminus Sandmännchen – das Kerlchen gibt es also wirklich.) Und wenn das Melatonin am nächsten Morgen nicht rechtzeitig seiner Ablösung von der Tagesschicht Platz macht, kommt es eben zu jenen Augenblicken der Beklemmung und Verstörung, die ich nur allzu gut kenne. Eine der ausgefalleneren Methoden, einem Patienten eine Atempause in seiner Depression zu verschaffen, ist daher der Schlafentzug. Man kennt das ja von sich selbst: Hat man es tatsächlich geschafft, eine ganze Nacht »durchzumachen«, gerät man am anderen Morgen in eine euphorische, ausgelassene Stimmung. Auf diese Wirkung setzt man auch in der Therapie.

Gut, die Arbeitsweise des Gehirns ist zwar unendlich kompliziert, viel komplizierter, als man zeitweilig gedacht hatte, aber doch so weit erforscht, dass man die Tätigkeit der Botenstoffe durch Medikamente beeinflussen und Störungen korrigieren kann. Und damit eröffnen sich den Depressionskranken Heilungschancen, wie sie sich einem Diabeteskranken zum Beispiel durch Insulin eröffnen. Bei Letzterem ist die Krankheitsursache eine Funktionsstörung der Bauchspeicheldrüse, bei Ersterem eine des Stoffwechsels, und in beiden Fällen gibt es Medikamente, die helfen.

Und die Pharmaindustrie forscht und entwickelt weiter, wie ich von meinem Arzt erfuhr. Kein Wunder. Auf vier Millionen wird die Zahl der Bundesbürger geschätzt, die an massiven Depressionen leiden, weltweit geht man von 350 Millionen Menschen aus, die dieses Schicksal teilen. Die Depression ist damit – so entnehme ich es den Artikeln in der Fachpresse – die Krankheit, die global gesehen mit am häufigsten auftritt. Eine Weltbevölkerungskrankheit. Mit Antidepressiva lässt sich folglich Geld verdienen, da lohnen sich Forschung und Herstellung. »Ihr naht euch wieder, schwankende Gestalten ...?« Juchhu!, freut sich Herr Doktor Faust, als er aus der Apotheke kommt – ich bin euch los!

Oder taugt das, was da an Antidepressiva in die Apotheken kommt, gar nicht viel? Wirst du damit vielleicht nur auf ein Dauergrinsen eingestellt? Oder emotional so weit runtergefahren, dass dir alles gleichgültig ist?

Um es vorwegzunehmen: In meinem Fall stellte sich bald heraus, dass es ein Medikament gibt, mit dem ich wunderbar zurechtkomme. Es hat keine schlimmen Nebenwirkungen, ich werde es noch in Jahrzehnten nehmen können, es begleitet mich schon seit drei Jahren lindernd und heilend, wie es das Insulin bei Zuckerkranken tut. Der Haken bei der Sache ist nur: Antidepressiva schlagen nicht sofort an. Sie beginnen erst nach einigen Wochen zu wirken, sie müssen sozusagen erst einmal Anlauf nehmen, und der Erfolg ist nicht garantiert. Die lange Experimentierphase zu Anfang ist also ein Wermutstropfen im Wein der Erleichterung, und sie kann auf eine Geduldsprobe hinauslaufen, wenn auch das zweite und das dritte Mittel versagen. Am besten, man bleibt für diese Zeit in der Klinik unter Beobachtung.

In der Praxis sieht das folgendermaßen aus: Der Arzt erkundigt sich täglich nach deinem Befinden. Verspürst du Linderung, hat der Grübelzwang nachgelassen, verlässt du vielleicht schon dein Zimmer, triffst du dich womöglich bereits mit anderen Patient im Garten, bleibt man bei dem eingesetzten Medikament. Hast du jedoch den Eindruck, dass alles beim Alten bleibt, dass dich höchstens Müdigkeit befällt, wird das nächste Medikament ausprobiert, und der Probelauf beginnt von vorn – wobei der Arzt dir schon an den Augen, am Gesichtsausdruck, an deinem ganzen Verhalten ansieht, wie es um dich steht und wie du dich von Woche zu Woche veränderst. Auf jeden Fall sollte man einen längeren Klinikaufenthalt einkalkulieren, denn die Phase des Ausprobierens kann sich hinziehen, und etwa ein Drittel aller Patienten ist auch nach dem vierten Mittel noch nicht beim richtigen gelandet.

Trial and error ... So leicht ist den Botenstoffen eben nicht beizukommen. Was genau sich da im Gehirn tut, ist ja auch ziemlich verwickelt, aber ich will es einmal am Beispiel von Ketamin zu erläutern versuchen. Übrigens eine kuriose Geschichte ...

Denn eigentlich ist Ketamin eine halluzigene Substanz. Also eine Droge, eine Partydroge sogar, und in der Vergangenheit wollte man von Drogen als Heilmittel nichts wissen – könnte ja süchtig machen. In geringen Dosen injiziert, erzielte man mit Ketamin bei ersten Versuchen 2006 aber eine erstaunliche Wirkung: Es schlug nicht erst nach Wochen an, es schlug innerhalb einer halben Stunde an! Es wirkte zuverlässig und schnell, als würde es die Depression einfach wegätzen. Ein Drittel der Probanden fühlte sich bereits nach zwei Tagen geheilt, und mittlerweile hat sich herausgestellt: Ketamin hilft sogar denjenigen, die auf kein Mittel sonst reagieren. Wie macht es das?

Werfen wir einen Blick ins Innere unseres Körpers. Offenbar blockiert das Ketamin die Glutamat-Rezeptoren im Gedächtniszentrum. Glutamat ist der wichtigste biochemische Botenstoff im zentralen Nervensystem, er fördert die Kommunikation zwischen den Nervenzellen. Werden die Rezeptoren nun blockiert, ist das Glutamat länger im Umlauf und kann dadurch auch länger wirken – auf diese Weise gelingt es unserem Botenstoff, Verbindungen zwischen Nervenzellen wiederherzustellen, die durch chronischen Stress beschädigt sind. Mit anderen Worten: Ketamin stößt wichtige Reparaturarbeiten im Gehirn an, indem es den Botenstoff Glutamat auf Trab bringt.

Ist Ketamin das Antidepressivum der Zukunft? Vielleicht. Aber noch ist die Langzeitwirkung nicht geklärt, und das ist gewissermaßen der wunde Punkt des Ketamins, denn – Medikamente, die schnell wirken, lassen auch schnell nach.

In jedem Fall: Es tut sich was. Und es hat sich auch schon viel getan. Ketamin wäre ideal für suizidgefährdete Patienten, weil es eben in kürzester Zeit ein Gefühl der Erleichterung und inneren Friedens bewirkt, doch auch die herkömmlichen Mittel können sich sehen lassen. Ich will hier nur einmal die

Zahlen anführen, die mir der Chefarzt meiner Klinik nannte: Vierzigtausend Patienten, stationäre wie ambulante, werden alljährlich allein in seinem Haus behandelt, darunter viele, die an Depression leiden. 50 Prozent von ihnen, versicherte er mir, verlassen es dauerhaft geheilt. Von den restlichen 50 Prozent werden zwei Drittel so weit wiederhergestellt, dass sie für geraume Zeit von ihrem Leiden befreit sind; allerdings wird sich der schwarze Hund irgendwann wieder bemerkbar machen. Und das restliche Drittel erfährt zumindest eine Linderung seines Zustands – und kennt den Ort, wo ihm geholfen werden kann.

Also: Depression ist heilbar. Und die Heilungsquote ist hoch. Wenn man sich nun vor Augen führt, dass das Schrecklichste an der Depression das Gefühl vollkommener Ausweglosigkeit ist – muss man da nicht wirklich von einer frohen Botschaft sprechen?

7. Patentante Änni und ein Loblied auf meine Klinik oder: In der Psychiatrie ist es schön

Das Verrückte ist: Ich hatte schon lange vor meinem Aufenthalt etwas mit dieser Klinik in Neuss gemeinsam, nämlich meine Tante Änni. Auf welche Weise das eine mit dem anderen zusammenhängt, davon möchte ich erzählen – und werde dafür etwas ausholen, weil eine so wundervolle Einrichtung wie das St. Alexius/St. Josef-Krankenhaus in Neuss eine ausführlichere Würdigung verdient.

Die Alexianerbrüder waren leidenschaftlich von der christlichen Botschaft der Nächstenliebe ergriffene Männer. Um 1500 hatten sie sich in der Absicht zusammengetan, Menschen zu helfen, mit denen keiner sonst etwas zu schaffen haben wollte, den Opfern der Pestepidemien zum Beispiel. In Neuss bauten sie ein Hospiz vor den Mauern der Stadt, dort, wo Pestkranke und Aussätzige im wahrsten Sinne des Wortes ausgesetzt wurden. Es ist immer ergreifend und erhebend, sich mit der Tätigkeit dieser barmherzigen Orden über die Jahrhunderte hinweg zu beschäftigen, weil da ein ungeahntes Ausmaß an praktischer Nächstenliebe ans Licht kommt, und gerade die Alexianer waren leuchtende Vorbilder für Aufopferung und Hilfsbereitschaft; so haben sie auch als erste Geisteskranken in ihren Krankenhäusern Schutz gewährt und Hilfe angeboten. Im 17. Jahrhundert war das.

Auf dieser Gründung beruht das Alexianer-Krankenhaus in Neuss bis heute, aber die Geschichte geht noch weiter. Vor einigen Jahren fusionierten die Alexianer mit den Augustinerinnen in Neuss, die ebenfalls seit Langem und zu Hunderten in sozialen Berufen tätig waren, als Kindergärtnerinnen, Altenpflegerinnen, Krankenpflegerinnen usw. Das Mutterhaus der Neusser Augustinerinnen war ursprünglich ein Landgut, das von den Neussern seit jeher »et Jütchen« (das kleine Gut) genannt wurde, und das Hauptgebäude dieses Landguts hat sich bis heute erhalten. Es bildet den Kern jener Anlage, die vor ein paar Jahren auf dem Gelände der abgerissenen Nebengebäude des »Jütchens« errichtet wurde – jener Klinik eben, deren hinreißender architektonischer Stil dem Patienten den Eindruck vermittelt, nicht in eine Klinik aufgenommen zu werden, sondern in einem hochklassigen Hotel zur Erholung abzusteigen. Jenem St. Alexius/St. Josef-Krankenhaus also, in dem ich gelandet war.

Was das mit meiner Familiengeschichte zu tun hat? Warten Sie ab.

Als der kleine Willibert 1954 zur Welt kam, bedurfte es für seinen bevorstehenden Lebensweg vor allem eines Patenonkels und einer Patentante. Ohne wäre es nicht gegangen, aber sie fanden sich. Patenonkel wurde Onkel Albert, einer von zehn Geschwistern meiner Mama. Und Patentante wurde Tante Änni, die – welch ein wunderbarer Zufall! – zu diesem Zeitpunkt schon seit vielen Jahren Ordensfrau war, und zwar bei den Augustinerinnen in Neuss, wo ihre Aufgabe darin bestand, Geistesgestörte (wie man damals sagte) zu betreuen und zu pflegen. Mit anderen Worten: Meine Patentante Änni arbeitete als Krankenschwester in Neuss. Im »Jütchen.«

Es geht aber noch weiter. Zur Zeit meiner Kommunion Anfang der Sechzigerjahre machten mir meine Eltern folgende Mitteilung: »Willibert, ausgerechnet jetzt ist deine Patentante Änni gestorben. Sie kann also nicht kommen. Aber ... wenn die Feier vorbei ist, ziehst du dir noch einmal deinen

Kommunionsanzug an, und dann fahren wir nach Neuss, denn da ist Tante Änni auf dem Friedhof der Augustinerinnen begraben.«

Gesagt, getan. Im VW-Käfer von Onkel Heinrich machten wir uns auf die Reise vom Bergischen Land ins Rheinland, ich im Kommunionsanzug, den man Tante Änni natürlich schlecht vorenthalten konnte. Und dann stand ich auf diesem Friedhof, wo Hunderte von Augustinerinnen ihre letzte Ruhestätte gefunden haben. Eine alte Ziegelmauer umschloss diesen kleinen, verzauberten Garten, ein Friedhof im wahrsten Sinne des Wortes, und da lag sie, da befand sich das Grab von Schwester Theotima alias Tante Änni, nah bei der Mauer und gleich neben einer steinernen Bank, auf der meine Schwestern, meine Mama und der kleine Willibert dann Platz nahmen, damit Papa von der ganzen Gesellschaft ein Foto machen konnte, inklusive Tante Änni. Was mir damals entging, weil ich nicht darauf achtete: In Sichtweite, nur einen Steinwurf von diesem Friedhof entfernt, lag das »Jütchen«. Die Psychiatrie. In jenen Tagen natürlich noch in der alten, ursprünglichen Gestalt.

So nah war ich diesem Ort also schon einmal gekommen. Jetzt, im August 2012, stattete ich Tante Änni wieder einen Besuch ab. »Wenn dir damals jemand gesagt hätte, dass dich deine innere Not 50 Jahre später hierhin zurücktreiben würde ...«, ging es mir durch den Sinn – und dann kam mir eine Idee. Ich griff in meine Hosentasche, zog einen Rosenkranz heraus, baute mich vor Tante Ännis Grab auf und sprach: »Tante Änni, ich bin et, dein Patenkind. Guck, ich hab einen Rosenkranz in der Hand. Diesen Rosenkranz vergrab ich in deinem Grab. Den versenke ich in dieselbe Erde, in der du liegst. Irgendwann werde ich zurückkommen. Ob nach einem Jahr, nach zwei Jahren, nach drei Jahren, das weiß ich nicht. Aber ich werde zurückkommen und diesen Rosenkranz wieder ausgraben, und zwar dann, wenn ich sagen kann: Das Licht hat die Dunkelheit aus meinem Herzen vertrieben.«

Auf dem Weg dahin machte ich nun in Neuss jeden Tag Fortschritte. Ja, ich muss sagen: Die Serie von Befreiungsschlägen, die ich hier erlebt habe, begann unmittelbar nach meinem Eintreffen. Schon als ich mein Zimmer betrat, schon als ich meine Sachen einräumte, atmete ich etwas freier. Schon da schoss mir der Gedanke durch den Kopf: So wie bisher geht es nicht weiter. Aber so wie hier, so wie jetzt – so könnte es weitergehen.

Ein erster Hoffnungsschimmer.

Und dann das Haus als Ganzes! (Geben Sie mir Bescheid, wenn ich allzu sehr ins Schwärmen komme ... Ein kleines Handzeichen genügt.) Weiträumig, offen und hell, kurz: Lichttherapie in Form von Architektur. Überall große Fensterflächen und dahinter Gärten, also das genaue Gegenteil jener fensterlosen, verspiegelten Kammer, in der deine Depression dich gefangen hält. Und an den Gärten war nicht gespart worden. Je zwei oder drei Abteilungen teilen sich einen Garten, jeder üppig genug, jeder schön genug, um dich aus dem Gehäuse deiner Depression zu locken. Wie sagte mein Arzt? »Herr Pauels, achten Sie mal drauf ... Der erste Schritt auf dem Weg zur Heilung ist, wenn ein Patient sein Zimmer verlässt.«

So wie es bei jener Dame war, die sich mir besonders eingeprägt hat. »Das ich das noch erleben darf!«, sagte sie mir, als ich sie eines Tages im Garten antraf. »Dass diese Hölle nicht mehr in mir wütet. Ach, wenn doch nur alle wüssten, wie schön es in der Psychiatrie ist!« Und diese Frau war in der Anfangszeit nicht einmal fähig gewesen, sich auf den Beinen zu halten. Sie musste im Rollstuhl durchs Haus gefahren werden, nicht wegen eines körperlichen Gebrechens, sondern weil sie vor Angst und Depression buchstäblich erstarrt war, außerstande, einen Fuß vor den anderen zu setzen. Dieselbe Dame spazierte jetzt im Garten und genoss die Sommerluft ...

Wobei man sich auf seinem Zimmer fast genauso gern aufhielt. Ich hatte ein Einzelzimmer ... gut, das war ein Privileg, gebe ich zu, aber die Doppelzimmer waren genauso eingerichtet, und mehr als zwei Betten pro Zimmer gibt es gar nicht. Mein Einzelzimmer also hatte ein hochkomfortables, auf Knopfdruck verstellbares Bett, Flachbildfernseher, Kühlschrank, DVD-Player, Minibar (in der man nach alkoholischen Getränken begreiflicherweise vergeblich gesucht hätte), freundliche Bilder an den Wänden und ein großes Fenster mit Blick in den sonnendurchfluteten Garten – ganz offenkundig hatte sich der Architekt gesagt: Die künftigen Bewohner haben schon Horror genug, da sollen sie wenigstens das Gefühl haben, im Parkhotel zu wohnen. Und ganz nebenbei ...

Jeder, der etwas draufzahlt, kann ein Einzelzimmer haben. Nach ein paar Wochen macht der Mehrbetrag die Kosten für eine etwas ausgedehntere Urlaubsreise aus. Wenn einer wirklich massive Depressionen hat, wird er höchstwahrscheinlich gern bereit sein, das Geld für seinen nächsten Urlaub in ein solches Zimmer zu investieren, denn, wie gesagt: Mit einem Urlaub tut man sich in diesem Zustand ohnehin keinen Gefallen. Depressionen hat man auch unter Palmen, und unter Palmen sind sie doppelt schlimm; da wird die Entscheidung nicht schwerfallen.

Die höchst willkommene Illusion, in einem Hotel abgestiegen zu sein, schwindet nicht einmal während der Mahlzeiten. Als wär's ein Restaurant, betrittst du einen der kleinen Speiseräume, die zu jeder Station gehören, befindest dich in der Gesellschaft von 18 bis maximal 20 Personen, suchst dir deine Tischnachbarn aus, wirst bedient, und am Ende macht auch noch der Koch persönlich seine Aufwartung und stellt sich vor und erkundigt sich, wie's geschmeckt hat – ganz zu schweigen von der Hausdame, die einmal die Woche an deinen Tisch kommt und alle Wünsche entgegennimmt, die die Ordnung des Hauses und Sauberkeit deines Zimmers betreffen ...

Muss ich noch mehr sagen?

Ich will es bei dieser kurzen Präsentation meiner neuen Bleibe belassen. Dies alles ist jedenfalls schön, sehr schön, so lässt es sich wirklich aushalten, aber es ist natürlich bei Weitem nicht alles.

Sie merken schon, dass jetzt ein neuer Aspekt ins Blickfeld gerät. Denn die architektonische Schönheit, das angenehme Ambiente ist den Botenstoffen ja egal. Die reagieren auf Chemie, nicht auf liebliche Gärten und komfortable Zimmer. Aber die Schönheit dieses Ortes ist natürlich keine zweckfreie Schönheit. Es ist eine sinnvolle, nämlich wohltuende Schönheit. Sie spricht das Auge und damit die Seele an. Sie hebt die Stimmung, sie stimuliert die Lebenslust. Mit anderen Worten: Nachdem ich vorher ausführlich über die organische, körperliche Seite der Depression gesprochen habe, kommen wir jetzt zur psychischen Seite. Oder vielmehr, wir sind längst dabei.

Denn die Ursachen einer Depression sind doch etwas komplizierter, als das vorangegangene Kapitel vielleicht vermuten ließ, und der Weg zur Heilung ist es auch. Es wäre schön, wenn es mit Medikamenten getan wäre, wenn die Depression nichts anderes als eine banale, körperliche Krankheit wäre, der mit dem richtigen Mittel schon beizukommen ist. Und ich gebe zu, dass mich der medizinische Aspekt anfangs am meisten fasziniert hat. Oder genauer: Ich empfand es als große Erleichterung zu erfahren, dass Depressionen in vielen

Fällen mit biologischen Prozessen zu tun haben und dass es eine körperliche Veranlagung zur Depression gibt. Für mich war es in gewisser Weise tröstlich, dass ich möglicherweise »bloß« an einer Stoffwechselstörung erkrankt war. Ich war auch verblüfft von der heilenden, befreienden Wirkung meines Medikaments. Aber auch das habe ich in der Klinik rasch gelernt: Es reicht nicht, die körperliche Ursache zu bekämpfen. Der ganze Bereich der Lebenserfahrung, der Lebenseinstellung und der Lebensumstände gehört ebenfalls auf den Prüfstand. Und deshalb wird in einer guten Klinik auf den seelischen Bereich mindestens genauso viel Wert gelegt wie auf die Suche nach dem geeigneten Medikament.

Es gibt unter Psychiatern ja, grob gesagt, zwei Strömungen. Die einen sagen: Bei psychischen Krankheiten haben wir es nicht mit körperlichen, sondern mit seelischen Störungen zu tun. Stoffwechselstörungen mögen zwar vorliegen, aber der wahre Grund, warum die Botenstoffe verrücktspielen, ist wiederum ein seelischer, eine Traumatisierung ... Die anderen sagen: Es hat sich gezeigt, dass es eine Veranlagung zur Depression gibt. Du kannst mit einer Stoffwechselstörung zur Welt kommen, und dann leidest du ganz unabhängig von deiner Lebensgeschichte unter Depression. Doch selbst die Letzteren räumen ein: Durch Medikamente allein ist eine Depression nicht aus der Welt zu schaffen. Es muss auf jeden Fall die Beschäftigung mit deiner inneren Einstellung und deinen äußeren Lebensumständen hinzukommen. Wenn da etwas massiv im Argen liegt, nützt das tollste Medikament nichts.

Jetzt sagt ja schon der gesunde Menschenverstand – über den man im Zustand der Depression leider nicht verfügt: Bei dem einen wird die Depression mehr, bei dem anderen weniger mit seiner Lebensgeschichte zusammenhängen. In Einzelfällen mag sie sogar zu 100 Prozent biologisch bedingt sein, in anderen Fällen aber zu 100 Prozent durch Erfahrungen ausgelöst werden. Denn natürlich gibt es Menschen, die traumatisiert sind. Die Furchtbares durchgemacht haben. Es ist klar, woher die schwarzen Gedanken kommen, wenn du in deinem Dorf ein Massaker erlebt hast, wenn dein Kind vor deinen Augen von Terroristen getötet wurde oder eine große Liebe tragisch zerbrochen ist. Genauso plausibel sind Depressionen bei Fehlentwicklungen, ausgelöst durch eine falsche Erziehung oder schwere eigene Schuld. In dem Fall wird man sich mit einzelnen Erlebnissen zu beschäftigen haben, und eventuell wird man sehr tief schürfen müssen. Es kann aber genauso gut sein, dass der schwarze Hund in deinem Körper ein ganz banales Leben als Botenstoff führt, und in diesem Fall kann es passieren, dass du ein Antidepressivum nimmst und der Grübelzwang nach kurzer Zeit aufhört.

Alleine findet man die Ursache eben nicht heraus – ganz abgesehen davon, dass du als Depressiver sowieso die allerschlechtesten Voraussetzungen dafür mitbringst. Du wirst von dir aus keine Antwort auf die quälendste aller Fragen finden: Was, verdammt noch mal, ist denn mit dir los? Deshalb gibt es in den Kliniken außer den Ärzten auch Psychiater und Psychotherapeuten. Meistens ist es eben so, dass es die Ursachen wie die Heilung nur im Doppelpack gibt – die Erfolgsformel wird deshalb in der Regel und vereinfacht ausgedrückt lauten: 50 Prozent Medikamentierung, 50 Prozent Therapie. Und natürlich war es auch in meinem Fall wichtig herauszufinden, inwieweit meine Lebensgeschichte für meine Depression bedeutsam war.

Die seelische Seite der Depression ... Ich bin damit bei einem Thema angelangt, das mich im Grunde für den Rest des Buches beschäftigen wird. Aber irgendwomit muss man anfangen, und da scheint es mir sinnvoll, mit dem Klinikalltag zu beginnen, wie ich ihn in jenen zwei Monaten erlebt habe, die ich bei den Alexianern in Neuss zugebracht habe – und auf den mich mein Arzt gleich zu Anfang mit den vielsagenden Worten vorbereitete: »Herr Pauels, wir haben hier ein streng durchorganisiertes Tagesprogramm. Stellen Sie sich darauf ein. Ihre Heilung wird nicht zuletzt davon abhängen, dass Sie mitspielen.«

8. Der entscheidende Punkt für meinen Arzt oder: Ist der Karneval an allem schuld?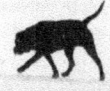

Und tatsächlich: Jeder Tag war ausgefüllt. Es war beinahe Arbeit, oder besser: Es war ein Training – und in der Klinik wird keiner gefragt, ob er mitmachen möchte. Da muss jeder ran.

Erinnern Sie sich an den Hilfeschrei des antiautoritär erzogenen Kindes? Ein Witz, der in den Siebzigerjahren aufkam: »*Mama, was soll ich spielen? Oder muss ich wieder machen, was ich will?*« Man lacht, aber eigentlich ist dieser Witz zu wahr, um komisch zu sein.

Denn Strukturlosigkeit ist aller Laster Anfang. Strukturlosigkeit kann vor allem ein perfekter Auslöser für Depression sein. Ob in Form von Müßiggang oder wilder Hektik, fatal ist auf Dauer beides, und nicht zufällig haben Nonnen statistisch gesehen die höchste Lebenserwartung – einmal natürlich, weil sie nie vor der Frage stehen, was sie anziehen sollen, vor allem aber, weil ihr Tagesablauf klar und streng gegliedert ist. Das Leben im Kloster hat den großen Vorteil einer stützenden und bergenden Struktur.

Noch ein Beispiel, bevor ich den Klinikalltag beschreibe. Noch ein Beispiel für die segensreiche Wirkung einer vorgegebenen Struktur: Wenn du arbeitslos bist, musst du mit weniger Geld auskommen; das ist bitter. Aber viel schlimmer fürchte ich, nämlich seelenzerstörend, ist die Strukturlosigkeit. Wenn du morgens schon deine Kinder nicht versorgst, weil du abends getrunken hast und noch im Bett liegst ... Ohne Struktur, die dich hält, ohne Tagesprogramm, das dich trägt, hängst du in der Luft, und der Mensch braucht festen Boden unter den Füßen. Mehr Hartz IV wäre da keine Lösung, wohl aber: Jeder bekommt eine Arbeit zugewiesen – und wenn es Kaffeekochen für andere Arbeitslose ist. Nicht weil der böse Kapitalismus auch noch den letzten Arbeitslosen ausbeuten will, sondern weil eine vorgegebene, sinnvolle Gliederung der Zeit eine unglaubliche Hilfe sein kann.

Vor dem Hintergrund meiner Erfahrungen in der Klinik kann ich nur sagen: Was für ein ungewöhnliches, aber wie ich meine, großartiges Projekt für Obdachlose hatte sich die Stadt Essen ausgedacht: Straßekehren und ähnliche Aufgaben erledigen gegen ein Entgelt in Form einer Flasche Bier. Oder vier Flaschen Bier am Tag. Holla, was gab es da für einen Aufschrei! Die sind doch in der Regel Alkoholiker, und die wollt ihr ausgerechnet mit Bier entlohnen ...?! Interessanterweise wollten viele Beteiligte das Bier gar nicht annehmen. Die machten das nämlich nicht für die Belohnung; viel wichtiger war ihnen, dass sie endlich wieder gebraucht wurden, dass sie hinterher das wunderbare Gefühl hatten, etwas geschafft zu haben, dass sie mit einem Mal wieder Sinn in ihrem Leben sahen.

Im Grunde steckte hinter dem Essener Projekt die alte Weisheit der Benediktiner, deren Motto bekanntlich lautet: Ora et labora – bete und arbeite. Oder, modern gesprochen: Gib deinem Tag eine klare Struktur, gestalte dein Leben nach klugen, sinnvollen Regeln. Und genau das ist das Erste, was du in der Klinik lernst. Was dort regelrecht eingeübt wird. Weil sich der schwarze Hund davon beeindrucken lässt ...

Um es etwas pathetisch zu sagen: In der Klinik beginnt für dich ein anderes Leben, und es beginnt sofort. Es kommt also einiges auf dich zu, doch bevor ich mich jetzt noch einmal in diese Tage und Wochen vertiefe, eine Anmerkung: Einen zentralen Punkt werde ich vorläufig aussparen. Der wird später einfließen. Kenner der Materie werden ihn vermissen, aber ich darf sie beruhigen – ich schiebe ihn nur aus Gründen der Übersichtlichkeit noch eine Weile vor mir her ...

Also, los geht's mit dem Klinikalltag.

Um sieben Uhr beginnt für dich der Tag. Nicht, wenn du unter schwersten Depressionen leidest, dann lässt man dich ohnehin auf deinem Zimmer, aber in meinem Fall klingelte der Wecker um sieben, und dann ging's gleich raus an die frische Luft, zum Frühsport. In den ersten Tagen musste ich mich regelrecht dazu zwingen, trotzdem, ich bin täglich eine halbe Stunde durch den Stadtpark gejoggt, der an die Klinik grenzt. Auf dem Rückweg habe ich dann immer am Kiosk Zwischenstation gemacht und mir ein paar Tageszeitungen als Frühstückslektüre besorgt.

Nebenbei: Zu meinem Erschrecken, aber auch zu meinem kleinen Stolz war die rheinische Boulevardpresse bald voll mit Nachrichten über mein plötzliches Verschwinden. »Der bergische Jung Willibert Pauels in der Klinik!« war da zu lesen. In welcher, das wussten sie gottlob nicht, da hatten meine Leute dicht gehalten, aber die Tatsache meiner Depression lieferte ihnen auch so Stoff genug. »Geht es anderen Büttenrednern auch so?« – »Macht der Karneval die Menschen kaputt?« Meine Depression entpuppte sich als gefundenes Fressen, und alles lief über die Schiene: Der Karneval ist schuld. Was Unsinn ist, denn – wie gesagt – Bekloppte machen Bühne, aber natürlich konnten BILD und Express nicht der Versuchung widerstehen, eine Story daraus zu machen. Anfangs las ich jedenfalls beinahe täglich einen Bericht über mich in der Zeitung. Irgendwann war's damit vorbei. »Nichts ist älter als die Zeitung von gestern.« Gott sei Dank.

So, mit meiner Ausbeute an Zeitungen zurück in die Klinik, schnell geduscht, die Laudes gebetet und um acht Uhr im Kreis der Mitpatienten meiner Station gefrühstückt. Anschließend ist Visite, da erhältst du Besuch von deinen Ärzten, und die nehmen sich Zeit, die setzen sich auf deinem Zimmer um dich herum und lassen dich in aller Ruhe erzählen: wie du dich fühlst, wie das Wochenende war, wie du mit deinem Medikament zurechtkommst ... Danach sind sie mit ihren Ergebnissen an der Reihe. Selbstverständlich wirst du in der Klinik auch neurologisch untersucht, bekommst Blut abgenommen, wirst geröntgt, kriegst ein MRT – es könnte ja sein, dass mit deinem Gehirn etwas nicht stimmt –, und bei der Visite erfährst du, was bei diesen Untersuchungen im Einzelnen herausgekommen ist.

Und weiter geht's im Vormittagsprogramm, mit autogenem Training oder Yoga, Meditationsübungen, Achtsamkeitstraining. Was ich zunächst für esoterischen Quatsch hielt, womit ich aber völlig falsch lag. Hätte ich kurz nachgedacht, hätte ich mir schon vorher sagen können: Dahinter steht jahrtausendelange Erfahrung. Ein beträchtlicher Teil unserer Welt, der asiatische Teil, bezieht seine Kraft und innere Ruhe aus diesen Übungen. Und woher kommt denn unser Wort »Atem«, das Schlüsselwort für alle diese Übungen? Aus dem Indogermanischen, wo es »atman« heißt und nichts anderes als »Seele« bedeutet ... Atem und Seele ist im Indischen dasselbe – nicht anders als im Alten Testament, wo es der Atem Gottes ist, der den Menschen beseelt. Und – ist Atemnot nicht ein Symptom der Depression? Wenn dich Panik überkommt, dann hechelst du, oder die Luft bleibt dir ganz weg, und die Beklemmung legt sich dir wie eine Zentnerlast auf die Brust und schnürt dir die Kehle zu. Sobald du aber wieder tief und gleichmäßig durchatmen kannst, hast du schon einen großen Schritt auf dem Weg zur Genesung gemacht. Ich fand es jedenfalls wunderbar, unter der Anleitung guter Lehrer in diese mir unbekannte Welt eintreten zu dürfen.

Danach Sport oder Fitnesstraining, mindestens einmal am Tag, in der großartigen Turnhalle der Klinik oder im Fitnessraum. Und als Nächstes Werken, Basteln, Schreinern, Drechseln – auch dafür ist alles Nötige in den Werkräumen der Klinik vorhanden. Dann Mittagessen und Mittagsruhe und anschließend Malen und Gestalten.

Malen und Gestalten? Klang für mich zunächst etwas albern, und mein erster Gedanke war: Basteln mit Tante Erika ... sind wir denn hier im Kindergarten? Ganz abgesehen davon, dass mir keine Fee die Gabe zum Malen in die Wiege gelegt hatte. Und dann die nächste Überraschung: Es gibt Bücher zur Anleitung zum Malen, die in einfachsten Schritten vorgehen, eigentlich was für Doofe, aber es funktioniert. Wie zeichnet man einen perfekten Kreis? Wie kommt man von einem Ei zu einem Clownsgesicht? Wie erzielt man eine räumliche Wirkung? Sie glauben nicht, wie ich mich über meinen ersten dreidimensionalen Apfel gefreut habe! Man muss nur den sogenannten Lichtpunkt setzen. Das heißt, man malt eine apfelförmige Kontur mit dem Buntstift rot aus und lässt einen Flecken weiß – schon wirkt der Apfel rund und plastisch. Welches Glücksgefühl – für jemanden wie mich, der die Malerei liebt, aber völlig untalentiert ist. Und ganz im Ernst: Mich hat's fasziniert, ich habe mich wie ein Kind auf die Malstunden gefreut.

Hinterher das Gespräch mit deinem Arzt, wo es im Gespräch unter vier Augen noch einmal um dein Befinden, deine Fortschritte und deine Zufriedenheit mit dem verordneten Medikament geht, das sich ja noch in der Erprobungsphase befindet. Und schließlich Singen. Etwas, das ich mein Leben lang leidenschaftlich gern betrieben habe, wozu man aber nicht mehr kommt, wenn man mit einer Depression zu Hause sitzt. In der Klinik aber wirst du, wie gesagt, nicht lange gebeten und gefragt, da unterwirfst du dich, ohne zu murren, ja regelrecht erleichtert, dem jeweiligen Tagesprogramm und registrierst mit der Zeit dankbar die innere Ruhe, die sich diesem durchorganisierten, regelmäßigen Tagesablauf verdankt.

Kurzum: In der Klinik findest du zu einem guten, heilsamen Lebensrhythmus, möglicherweise zum ersten Mal seit langer, langer Zeit. Das Pensum von Kursen und Therapiestunden ist überschaubar und zu bewältigen, und vor allem gibt es deinem zerrissenen Dasein wieder Form, Struktur und Halt. Was im normalen Alltag unvorhersehbarerweise auf dich einstürzt, was als Inanspruchnahme und Druck empfunden wird, dem du ungeschützt ausgeliefert bist, was dich, mit einem Wort, heillos überfordert, wird hier umgewandelt in eine regelmäßige Abfolge von Tätigkeiten und Beschäftigungen, die im Einzelnen keineswegs sinnlos sind, ihre heilsame Kraft aber erst durch ihre Regelmäßigkeit entfalten. Und aufatmend stellst du fest, dass sich das Meer der Angst in deinem Inneren beruhigt, dass sich die Wogen der Panik glätten.

Das Problem ist nur: Draußen erwartet dich früher oder später ein Leben, dem genau dieses Merkmal der Ordnung, der sinnvollen Struktur fehlt. Das Gleichzeitige, das Chaotische unseres Lebensstils ist ein grundsätzliches Problem, kein individuelles, es kennzeichnet die westliche Welt. Ist es dann nicht aber unsere Lebensform, die uns krank und depressiv macht? Gibt es dann überhaupt noch ein Entkommen aus diesem Teufelskreis aus Strukturlosigkeit und Depression?

Wenn ich mir an dieser Stelle eine gewagte Nebenüberlegung erlauben darf ...

Es gibt nicht wenige, die die tiefe Abneigung gegen den Westen bis hin zum islamistischen Terrorismus auf die beängstigende Ahnung zurückführen, die liberale Kultur des Westens bedrohe nicht nur die eigene, sondern jegliche Lebensstruktur. Sie sei ein Angriff auf das Fundament jeder Gesellschaft. Alles, was Halt und Sicherheit biete, löse sich in diesem westlichen Liberalismus auf. In eine ähnliche Richtung zielt ja auch die Bemerkung von Ulla Hahn, die den engen Fünfzigerjahren doch immerhin zugute hält, Sicherheit ausgestrahlt, Geborgenheit geschenkt zu haben. Wenn dieses Gebäude aus klaren Regeln zerstört wird, fährt panische Angst in dich. Mit anderen Worten: Der tiefsitzende Widerwille der nichtwestlichen Kulturen gegen die Kultur des Westens speist sich aus dem Gefühl, dass diese Kultur dekadent ist – eine zerfallende, zerbröselnde, sich selbst auflösende Kultur. Und ich verstehe diese Angst. Zumindest würde auch ich sagen: Die Lebensweise der Freiheit ist äußerst anstrengend.

Um nun auf dieses Problem als Christ zu antworten ...

Nehmen wir Dostojewskis Novelle *Der Großinquisitor*: Jesus sitzt im Gefängnis, der Großinquisitor hat ihn verhaften lassen. Jesus? Ja. Er ist im 16. Jahrhundert zurückgekehrt, hat sich in Sevilla gezeigt und ist gleich von der höchsten christlichen Autorität Spaniens aus dem Verkehr gezogen worden. In der Nacht kommt es zum Verhör, und der Großinquisitor klagt Jesus an: Du hast den Menschen durch deine Botschaft die Idee der Freiheit ins Herz gesenkt! Du hast ihnen eingeredet, dass sie ihr Leben aus dem Gedanken der Freiheit heraus selbstverantwortlich ordnen sollen! Du verhinderst, dass sie sich in einem stabilen, unerschütterlichen Gedankengebäude geborgen fühlen können! Du bist schuld! Verfluchte Freiheit! Ins Heute übersetzt, müsste man sagen: Verfluchter Westen! Ihr zerstört alles, was uns Halt gibt. Der Prophet ist das Heiligste, was wir haben, und ihr zieht ihn in den Dreck. Und verlangt von uns auch noch, auf die Straße zu gehen und uns den

Sprechchören anzuschließen, die da brüllen: Je suis Charlie! Von wegen. Euch werden wir's zeigen ... So etwa, in diesem Sinne, spricht auch der Großinquisitor in Dostojewskis Parabel. Wie antwortet Jesus jetzt darauf? Er steht auf und nimmt seinen Ankläger in den Arm. Nun könnte man sagen: Ja, so kann man sich natürlich auch aus der Affäre ziehen. Aber – das Geheimnis der Liebe ist nun einmal die Freiheit. Wenn das Mitgefühl mit sämtlicher Kreatur eine Chance haben soll, muss die Freiheit ihre Chance bekommen. Auch wenn es anstrengend ist – wir kommen um die Freiheit nicht herum. Aus christlicher Sicht ist die Freiheit ein unverzichtbares Moment der unantastbaren menschlichen Würde.

Dazu möchte ich eine wunderbare Parabel von dem indischen Priester und Psychotherapeuten Anthony de Mello erzählen. Geht es doch um die quälende Frage: Warum behütet uns der allmächtige Gott nicht vor Unheil, Schmerz und Tod? Er könnte es doch! Warum beschützt und behütet er uns nicht total?

Hören wir also dazu de Mellos Geschichte: *Wieder einmal war ein Schaf durch ein Loch im Zaun aus der Herde fortgelaufen. Und wieder einmal begab es sich dadurch in größte Gefahr. Trotz der dringlichen Mahnung der Freunde, doch nun endlich das Loch im Zaun zu schließen, weigerte sich der Hirte, dies zu tun. Er sagte: »Ich darf das Loch im Zaun nicht schließen. Ich muss meinen Schafen die Freiheit schützen.«*

Deshalb werde ich immer ein Verteidiger des Westens sein, der die Freiheit als unantastbar ansieht; ohne gleichzeitig die manchmal rassistische, menschenverachtende Satire von Charlie Hebdo gutheißen zu müssen.

Um nun zu meinen Erfahrungen in der Klinik zurückzukommen ... Die Lösung kann nicht darin liegen, sich Bevormundung in irgendeiner Form zurückzuwünschen oder sich zu irgendeiner Spielart von Fundamentalismus verführt zu fühlen. Das Fazit aus diesen Erfahrungen kann nur lauten: Gib deinem Leben, in aller Freiheit, selbst eine Struktur! Unterschätze bloß nicht die stabilisierende, heilende Kraft innerer und äußerer Regeln. In der Klinik hattest du wochenlang Zeit, festgelegte, klar geregelte Abläufe einzutrainieren – vergiss nicht, was du da gelernt hast, wenn dich der Alltag wiederhat!

Was in meinem Fall leichter gesagt als getan war. Genauer: Ich selbst sah überhaupt keine Möglichkeit, an meinen chaotischen Verhältnissen etwas zu ändern. Und wahrscheinlich wäre alles vergebene Liebesmüh' gewesen – hätte mein Arzt nicht mit einer gezielten Frage den Finger in die Wunde gelegt.

Um mit einer allgemeinen Bemerkung zu beginnen ... Viele kommen in die Klinik, weil sie einen Burn-out haben. Aber dabei handelt es sich um ein Modewort. Unter Psychiatern ist man sich einig, dass der Burn-out keine eigene Krankheit darstellt, sondern als Symptom einer Depression verstanden werden muss. Menschen mit einer labilen psychischen Struktur können unter dem Arbeitsdruck in ihrer Firma oder dem Psychostress an ihrer Schule in eine Depression geraten. Druck, Überforderung, Versagensangst, dies alles fördert und verschlimmert auf jeden Fall die depressive Struktur.

Denn hoher Druck kann, nicht anders als Alkohol, Gift für die Seele sein. Wie gesagt, solange wir aus Lebensfreude trinken, ist nichts dagegen einzuwenden, wir sind ja keine Puritaner. Aber wenn uns der Alkohol aus der Misere helfen soll, zeigt er uns seine Teufelsfratze, und Ähnliches gilt für die Arbeit. Sie ist ein Geschenk und notwendig für die innere Stabilität, aber zerstörerisch, wenn wir an unserem Arbeitsplatz einem permanenten massiven Druck ausgesetzt sind. Und deshalb galt eine der ersten Fragen meines Arztes meinem Beruf.

Ich sei Diakon, antwortete ich. Was ja stimmt. Allerdings nur im Nebenberuf. »Hauptberuflich bin ich Kabarettist und Karnevalist.«

»Weiß ich doch, Herr Pauels«, sagte er. »Habe Sie schon im Fernsehen gesehen ... Herrlich. An so was habe ich Spaß ...«

Also, mein Arzt kannte mich. Er wusste, wer ihm da gegenübersaß. Und er sparte sich die Frage, die mir sonst gern gestellt wird, nämlich: Sie sind doch so ein lustiger Mensch, wieso haben Sie denn Depressionen? Das schien ihn überhaupt nicht zu wundern. Ihm dürfte bekannt gewesen sein, wie Leute meines Schlags gestrickt sind. Was er aber gleich als Nächstes wissen wollte, war:

»Herr Pauels, wie viele Auftritte haben Sie denn so in der Session?« – also in der Hochsaison des Karnevals, die am 11.11. beginnt und zunächst bis Weihnachten geht, dann ab Dreikönige, also ab 6.1., richtig Fahrt aufnimmt und je nachdem, wie Rosenmontag fällt, bis Februar oder März dauert. Summa summarum kommt man mithin auf drei bis vier Monate oder 100 bis 120 Tage höchstens. Wobei für mich zusätzlich die kölsche Weihnacht anfiel, die man sich als eine Mischung aus Karneval, Kabarett und Besinnlichkeit vorzustellen hat ...

»Also«, sagte mein Arzt, »wie viele Auftritte haben Sie?«

»Zwischen 200 und 300«, antwortete ich.

Da schaute er mich entgeistert an. Und sagte den schönen Satz: »Ja, sind Sie verrückt?«

Worauf ich entgegnete: »Was meinen Sie, Herr Doktor, warum ich hier bin?«

Er lachte. Er lachte so herzhaft, dass er mich ansteckte. Aber natürlich muss ihm augenblicklich klar gewesen sein, dass jemand wie ich – mit Hunderten von Auftritten innerhalb weniger Monate – dafür prädestiniert ist, in der Psychiatrie zu landen. Jedenfalls sagte er:

»Herr Pauels, für Menschen, die so strukturiert sind wie Sie – und da brauche ich Sie gar nicht näher zu kennen –, ist es hochgefährlich, sich einem solchen Dauerstress auszusetzen. Wie lange sind Sie denn schon dabei?«

»Seit 17 Jahren«, entgegnete ich.

»Wenn das *so* ist«, sagte er, »dann hätten Sie eigentlich schon viel früher hier auftauchen müssen.«

Sollte ich widersprechen? Das fiel mir nicht ein, es war ja was dran. Dabei konnte mein Arzt nur eine vage Vorstellung davon haben, was 17 Jahre im Karneval an vorderster Front in der Praxis bedeuten. Und weil es dir, liebe Leserschaft, womöglich ähnlich geht, will ich es im folgenden Kapitel verraten.

9. Der Arbeitstag eines Clowns oder: In einer Stunde steht mein Fahrer vor der Tür

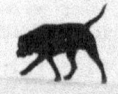

Der bergische Jung – Spitzenredner im Kölner Karneval ... »Willibert«, sagen die Leute, »ist das nicht schön?« – »Jo«, antworte ich dann immer, »die einen sagen so, die anderen so.« – »Wie? Muss doch schön sein ...«

Gut, dann schildere ich jetzt mal ein beliebiges Wochenende in der Session.

Freitagnacht – nein, es ist schon Samstagmorgen. Endlich Feierabend. Acht Auftritte liegen hinter mir. Einer meiner Fahrer – ich hatte insgesamt drei Chauffeure, die sich abwechselten – einer meiner Fahrer also fährt mich zur nächsten Tankstelle. Ich kaufe zwei Dosen Bier, schön gekühlt, und sinke selig in den Autositz. Der Wagen rollt an – in einer guten Stunde werde ich zu Hause sein! Es zischt, als ich die Lasche aufreiße. Das kühle Bier schmeckt köstlich, wie der erste Schluck Wasser nach einem langen Marsch durch die Wüste. Ich hab's geschafft! Den Rest erledigt mein Fahrer.

So, wir kommen zu Hause an. Ich packe, noch euphorisiert von dem Tag, mein Köfferchen aus. Orden und Schecks verteilen sich wild durcheinander über den Wohnzimmertisch. Ich bezahle meinen Fahrer, der sich mit den Worten: »Jo, Chef, dann bis heute Mittag«, verabschiedet. Um runterzukommen gucke ich noch ein bisschen *Dschungelcamp* und falle dann todmüde ins Bett.

Am Samstagvormittag werde ich wach. Der erste Gedanke ist: O Gott, in einer Stunde steht dein Fahrer vor der Tür ... Das tut er auch. Mein Köfferchen steht parat, Pappnase und Hütchen habe ich dabei, und los geht's zur ersten Sitzung: Mädschersitzung im großen Zelt in – wasweißichwo. Ich schaue mir meinen Tagesplan vorher nie an. Ich will gar nicht wissen, wo's hingeht, sonst habe ich schon vorher Bammel. Es gibt schwierige Veranstaltungsorte, Zelte zum Beispiel. In großen Zelten herrscht immer eine laute Trinkatmosphäre, immer furchtbare Unruhe, und du stehst da vorn allein und musst dieses Zelt kriegen, wie es so schön heißt, also dein Publikum packen und mitreißen. Eine Riesenanspannung. Immer!

Diesmal hat's geklappt. »So, Jogi«, frage ich meinen Fahrer, »wo jehdet jetz hin?« – »Jo, Chef, jetzt kommt 'ne schöne Sitzung. Deutz, im Tanzbrunnen« – »Och, jottseidank. Dat wird schön.« Also auf zum Tanzbrunnen.

Mit heulendem Motor kommen wir vor dem Saal an. Ich springe raus, habe die Pappnase schon im Auto aufgezogen, setze den Hut im Laufen auf, komme in den Vorraum und höre schon aus dem Saal: »... empfangen wir jetzt den bergischen Jung!« Ich nonstop auf die Bühne: »Fastelovend zusammen. Nee, wat is dat schön bei euch ...!« In der Zwischenzeit holt mein Fahrer die Gage ab und setzt sich gleich wieder ins Auto, weil's mit dem nächsten Auftritt natürlich genauso knapp wird. Ich komme aus dem Saal, nehme im Laufen Hütchen und Nase ab, springe ins Auto, der Motor läuft schon, und los.

»Wo jehdet jetz hin?« – »Ah, jetzt wirdet 'n bisschen schwierig. Galasitzung im Gürzenich.« Schreck, lass nach! ... Wenn mir früher einer gesagt hätte: Du darfst im Gürzenich auftreten – ich wäre vor Stolz geplatzt. Aber schon Jürgen Becker hat gesagt: *Was hat der Gürzenich mit dem*

Mond gemeinsam? Beide haben keine Atmosphäre ... Stimmt. Vor allem, wenn da Firmen- oder Galasitzungen stattfinden. Das bedeutet nämlich: schwarz bestrumpfte Frauenbeine. Ich liebe schwarz bestrumpfte Frauenbeine, für mich einer der schönsten Anblicke in dieser Welt, aber in einer Sitzung bedeuten sie: vornehme Gesellschaft. Oft von Firmen eingekauft, per Hunderterblock für ihre Angestellten, die im Grunde überhaupt keine Lust auf Kölner Karneval haben, aber – man muss sich ja mit dem Chef gutstellen – selbstverständlich trotzdem brav hingehen. Sehr schwierig.

Ist aber noch mal gut gegangen. »Wo jehdet jetz hin?« – »O, Chef, jetz wirdet noch schwerer. Jetz kommt ... (den Namen verschweige ich höflicherweise).« Au weia. Die ... ist eine der Sitzungen, die in einer Art Turnhalle stattfinden. Die Besucher werden in ganz Deutschland eingekauft und in Bussen hingefahren, fallen schon besoffen raus und werden in diesem Zustand in die Halle gestopft, um sich berieseln zu lassen. Okay, irgendwie geschafft. »Wo jehdet jetz hin?« – »Diesmal ham wer Glück, Chef. Sarotti.« Also Sartori ... »Un jetz?« – »Dorint.« – »Un jetz?« – »Ostermann-Saal.«

Der letzte Auftritt, 0 Uhr 10. Immer eine heikle Angelegenheit. Du steigst in irgendeinem müden Saal in die Bütt, vor Leuten, die schon fünfeinhalb Stunden Sitzung hinter sich haben; du sagst »Morjen!«, ein müdes »Moin« antwortet dir, und dann musst du voll aufdrehen, obwohl du schon den ganzen Tag unterwegs bist, um das Publikum doch noch zu packen.

Diesmal: Maritim Hotel. Ein prächtiger Saal, aber 1.200 Leute – und ich bin die vorletzte Nummer. Die Kellner kassieren schon, und zwar lauthals, also voll in meine Rede rein: »So, ich wollt' schon mal kassieren, wer hatte hier was?« Zum Wahnsinnigwerden ... Kurz und gut, ich kämpfe gegen die eigene Erschöpfung an, ich kämpfe gegen die Müdigkeit im Saal an, ich kämpfe gegen die Kellner an, muss aber aufdrehen, als wär's der erste Auftritt in der Session ...

Geschafft! Ins Auto. Feierabend. Mein Fahrer fährt mich zur nächsten Tankstelle. Zwei Dosen kühles Bier. Seligkeit. Wir rollen durch die Nacht nach Hause. Daheim angekommen, packe ich meine Orden aus, werfe die Schecks auf den Tisch und bezahle den Fahrer, der sich mit den Worten verabschiedet: »So, Chef, dann bis heute Vormittag um elf.« Ich schaue ein bisschen fern, gehe ins Bett, werde Sonntagvormittag wach und denke: O Gott, in einer Stunde steht der Fahrer vor der Tür.

Das tut er auch. Erste Sitzung um 11.50 Uhr in der Sülztalhalle. Fünf oder sechs weitere folgen.

Der Montag ist traditionell frei, aber man ist ja gutmütig ...

Dienstag, Mittwoch und Donnerstag finden nur Abendsitzungen statt, mit Ausnahme der sogenannten Mädschersitzungen in Zelten. Schrecklich. Die Hölle von Lindlar, die Hölle von Vetweis, an die 2.000 kreischende Frauen ...

Und am Wochenende – siehe oben.

Nun, liebe Leserschaft, urteile selbst: Ist das schön? Ja und Nein zugleich.

Der eine sagt so, der andere so ...

Natürlich – das wird Ihnen nicht entgangen sein – ist der Kölner Karneval ein gigantisches organisatorisches Kunstwerk. Von meiner Agentur bekam ich nicht nur *einen* Aktenordner, ich bekam zwei dicke Leitz-Ordner mit den Ablaufplänen für jeden Tag der Session. 12 Uhr 20: Feierabendhaus, Hürth. 13 Uhr 05: Burgpark, Hürth-Efferen. 14 Uhr: Tanzbrunnen, Köln. 14 Uhr 50: Hotel Maritim, Köln. 15 Uhr 40: Sartori, Köln. Dann, gleich anschließend, der Ostermann-Saal, weil er direkt nebenan liegt. Das ist ein Schnäppchen, weil du so zwei Auftritte in einer Stunde absolvieren kannst

– im Regelfall rechnet man einen Auftritt pro Stunde, Dauer 20 bis 25 Minuten.

Also, das Ganze ist eine logistische Spitzenleistung meiner Agentur. Die muss ihre Künstler so einsetzen, dass es genau passt, da geht es um Minuten. Das funktioniert nur an Tagen ohne Glatteis und wenn sich die einzelnen Gesellschaften strikt an den Ablaufplan halten, doch selbst dann ist es eine schweißtreibende Angelegenheit. Gottlob hast du ein dickes Fell ...

Wie? Eben nicht!

Und dabei ist das an Stress beileibe nicht alles.

Stellen Sie sich vor, ich bin im Verzug. Es ist ja sowieso alles wahnsinnig knapp, aber jetzt wird es noch knapper. Schon während der Anfahrt stehe ich per Handy im Kontakt mit dem Literaten (einer der Organisatoren), und der wird schon nervös, der will wissen: »Wo steckst du denn?« Ich beruhige ihn: Noch fünf Minuten. Über Haustelefon ruft er den Elferratstisch an: »Der Pauels ist in fünf Minuten hier.« Der Sitzungspräsident weiß jetzt also Bescheid: Fünf Minuten muss er überbrücken. Die Vorgruppe liegt schon in den letzten Zügen, die Vorgruppe kommt zum Ende, und der Präsident legt los: »Ich darf die einzelnen hier op d'r Bühn vürstelle (vorstellen). Dat Tanzmarieche, et Schönste, wat d'r Kölner Karneval zu bieten hat. Komm ens her, Mädsche, hol dir jet aff, kriss en Blomenstruss. Un ich hol mir ooch jet aff, nämlich en Bützche. (Komm her, Mädchen, hol dir was ab, du bekommst diesen schönen Blumenstrauss. Ich hol mir auch etwas ab, nämlich ein Küss'chen.) D'r Tanzoffizier is d'r Karl-Heinz Schmitz.« Zwei Minuten sind vorbei. Muss er noch drei Minuten schwätzen. »Und ich jlaube, dat wor ene hervorrarende Nummer. So, jetz erst mal ruhich, de Mädscher, und de Junge müsse jetz ooch erst mal zur Ruhe kumme. Ausatme! Sider so wick?« – Vier Minuten vorbei. Jetzt fällt ihm bald nichts mehr ein. »So, dann verabschiede ich euch. Maaht, dadder fottkütt ...«

Die Tanzmariechen gehen ab, aber ich stehe immer noch nicht auf der Bühne. Denn just in diesem Augenblick renne ich ins Haus, ziehe mir im Laufen die Pappnase über, setze mir mein Hütchen auf, haste die Treppe rauf ... So. Da bin ich. Gerade noch geschafft!

Da kommt man ins Schwitzen. Aber eine Verspätung ist nichts, gar nichts, verglichen mit meinem Lampenfieber.

Meine größte Angst war, auf der Bühne zu versagen. Und diese Angst wiederholte sich vor *jedem* Auftritt. Und manchmal ging es ja auch schief, einmal ausgerechnet im Beisein eines Reporters.

Ich trete im Gürzenich auf und breche ein. Gehe regelrecht unter. Wie gesagt – Gürzenich, sowieso keine Atmosphäre, dazu Firmenkarneval, Leute von werweißwoher – und diesmal geht's schief. »Tja«, sagt der Reporter, »das war jetzt aber nichts.« Ich bin am Boden zerstört. Gottlob begleitet er mich zur nächsten Sitzung, und da räume ich ab ... Aber du weißt es nie. Es kann in jedem Saal passieren. In einer Session sind immer sechs, sieben Auftritte dabei, die voll danebengehen, weil der Saal besoffen ist und nicht zuhört oder die Leute nur anstandshalber da hocken. Dieses Vakuum aus alkoholbedingter Geistesabwesenheit oder purer Lustlosigkeit musst du aushalten. Wie gesagt, die Kollegen mit dem dicken Fell streichen die Gage in solchen Fällen als Schmerzensgeld ein, aber das ist mir nicht gegeben. Die meisten haben Angst vor dem Moment, wenn rein gar nichts mehr gegen die bleierne Lethargie im Saal hilft.

Übrigens, um abschließend kurz aufs Geld zu sprechen zu kommen ... Nach jedem Auftritt erwartet dich ein Scheck. Das ist schön. Solltest du dich als Büttenredner allerdings um mehr als zehn Minuten verspäten, wird dein Auftritt gestrichen und es gibt keinen Scheck; bei eigenem

Verschulden wird sogar ein Strafgeld fällig. Das ist nicht schön. Sollte hingegen der Veranstalter mehr als zehn Minuten überziehen, müssen sie dich auszahlen, ohne dass du ein einziges Wort auf der Bühne gesagt hast. Das ist sehr schön.

Na ja, für dich. Der zuständige Mensch von der Karnevalsgesellschaft wird in diesem Fall bleich. Aber es geht nicht anders. Du musst ja weiter, sonst schaffst du es nicht rechtzeitig zum nächsten Saal, und dann hat eine Gesellschaft den Salat, die überhaupt nichts dafür kann. Auszahlen – das Wort hört kein Veranstalter gern. Aber es hat auch nie einer Probleme gemacht.

Natürlich bin ich in der Session selbst nie zum Feiern gekommen. Ich hätte auch gar nicht die Kraft dazu gehabt. Das heißt: 17 Jahre lang habe ich keinen Karneval gefeiert – sehr zu meinem Bedauern, weil für mich als rheinischen Jung und Diakon der Karneval zu den katholischen Hochfesten zählt. Da fällt mir eine kleine Anekdote ein ...

Ein befreundeter Priester und Rheinländer, wie er im Buche steht, Hans Schnocks, erzählte mir folgende denkwürdige Begebenheit: Zu seiner Zeit als Pfarrer in Leverkusen gab es in der dortigen Moschee einen Imam. Dieser Imam verbot den Eltern der muslimischen Kinder, die den katholischen Kindergarten besuchten, ihre Kinder zu den katholischen Hochfesten in den Kindergarten zu schicken. Und für diesen Imam fielen darunter folgende Feste: Weihnachten, Sankt Nikolaus, Sankt Martin und – jetzt kommt's! – Karneval. Das hatte der brave Mann also richtig erkannt: Lachen und Frömmigkeit sind im Katholizismus untrennbar verbunden..

Nein, selbstverständlich habe ich immer für mein Leben gern gefeiert. Aber damit war es 17 Jahre lang vorbei.

Meine Party bestand aus zwei Dosen schön gekühlten Biers nach Feierabend im Auto. Und selbstredend keinen Tropfen zwischen den Auftritten! Du kannst dich nicht gründlicher blamieren, als wenn du betrunken in die Bütt steigst. Auf der Bühne musst du absolut nüchtern sein, sonst ergeht es dir wie einem meiner Kollegen, der mir Folgendes erzählte:

»Ein Mal, Willibert, ein Mal bin ich betrunken aufgetreten ... An dem Tag hatte ich nur einen Auftritt, aber vorher eine Betriebsfeier. Geh zur Betriebsfeier, habe ich mir gesagt, den Aufritt abends schaffst du locker. Jetzt hatte ich aber auf der Betriebsfeier dermaßen einen gekippt ... jedenfalls, hochselig, wie ich bin, steige ich in die Bütt, und als ich wieder rauskomme, fährt meine Frau mich an: ›Hast du sie noch alle? Weißt du eigentlich, was dir gerade passiert ist?‹ ›Nee, was denn?‹ ›Du hast die Pointe vor dem Witz erzählt.‹«

Also, niemals betrunken auf die Bühne gehen, denn du selbst findest dich toll, das Publikum aber nicht. Ich habe aus diesem Grund in der Session tagsüber um jedes Kölsch einen Bogen gemacht.

Und so, liebe Leserschaft, läuft es im Kölner Karneval – von der Bühne aus betrachtet. Mein Arzt wird es so genau nicht gewusst, aber vermutet haben. Nebenbei: Richtig schön wurde es immer Ende Februar, wenn ich bereits cirka 200 Auftritte hinter mir hatte – Tata,Tata,Tata, an die 200 Mal volle Dröhnung Karneval–, und wenn ich 200 Mal dann in meiner Heimatstadt Wipperfürth Bekannte traf, die mich freudestrahlend begrüßten mit den Worten: »Na, Willibert, nächste Woche ist Weiberfastnacht, da geht's ja nun bald los mit dem Karneval ...« – »Ja«, habe ich gestöhnt, »ja. Endlich – ist – Karneval.«

Und damit gebe ich zurück ans Zentrum für seelische Gesundheit in Neuss.

10. Ein Wunder geschieht oder: Die Wende

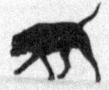

Wie hatte der Blötschkopp, Mark Metzger, bei Gelegenheit so schön gesagt? »Ist natürlich so eine Sache mit dem Kölner Karneval. Ich würde sagen, ähnlich wie bei dem Werbespruch der Firma Douglas: Come in and burn out.« Aus der Luft gegriffen ist das nicht. Bei mir verstärkte der Karneval auf jeden Fall eine Tendenz zur Strukturlosigkeit, dazu der Stress, die Hektik, der Druck, die Angst …

Nein, ich konnte meinem Arzt nicht widersprechen. Ich hatte ja zwischendurch immer wieder depressive Phasen, und wenn sie in die Karnevalszeit fielen, war es schon eine echte Qual. Aber irgendwie hatte ich mich jedesmal allein da durchgekämpft, und hinterher war es wieder halbwegs gegangen – na ja, was soll's, dachte ich, solange du einigermaßen über die Runden kommst …

»Ist schon gut, dass Sie jetzt hier sind«, sagte mein Arzt in dem Gespräch, das ich für die Schilderung meines karnevalistischen Treibens rüde unterbrochen habe. »Und jetzt machen wir Folgendes … Herr Pauels, wenn Sie nicht verschuldet sind, wenn Sie nicht, wie leider viele meiner Patienten, gezwungen sind, Ihren Beruf auch künftig auszuüben, dann rate ich Ihnen: Machen Sie halblang. Wir sind doch nicht auf der Welt, um uns zu quälen.«

»Nein«, sagte ich, »Schulden habe ich nicht. Die ganze Kohle, die ich im Karneval verdient habe, ist wie bei Dagobert Duck sicher im Geldspeicher gebunkert.«

Mein Arzt verfolgte seinen Gedanken hartnäckig weiter. »Das ist gut. Das ist etwas ganz Entscheidendes. Herr Pauels, Sie haben doch einen Beruf, in dem Sie Geborgenheit finden. Sie sind doch Diakon. Betreiben Sie Ihre kirchliche Tätigkeit doch wieder hauptberuflich! Und die Pappnase machen Sie zu Ihrem Nebenberuf. Denn«, fuhr er mit Nachdruck fort, »die Bühne dürfen Sie nicht aufgeben. Das wäre eine Verschwendung von Talent, und wie Sie aus dem Evangelium wissen, darf man sein Talent nicht vergraben. Sie müssen auf die Bühne zurück – aber bitte als Amateur. Dann hätten Sie beides: Ihren Brotberuf, der Ihrem Leben Struktur und Halt gibt, und die Bühne, wo Sie Ihr Talent ausleben können, ohne dass es Sie vergiftet. Meinen Sie, das wäre eine Lösung?«

Das Erste, was mir dazu einfiel, war: Du hast einen Namen. Du bist weltberühmt, wenn auch nur in Köln. Falls du seinen Rat befolgst, ist es damit vorbei. Kein Trubel, keine Fernsehauftritte, keine Reportagen und keine Zeitungsartikel mehr, und auf das schöne Geld musst du natürlich auch verzichten. Ein unrühmliches Ende ...

Als Nächstes ging mir der Schlüsselsatz des Rabbis von Nazareth durch den Kopf: Was nützte es dem Menschen, wenn er die ganze Welt gewänne und nähme doch Schaden an seiner Seele? Und wie ich schon erleichtert aufatmen wollte, wie ich meinem Arzt schon beipflichten und zustimmen wollte, fiel mir siedendheiß ein: Das geht ja gar nicht! Das ist ja unmöglich! Ich stehe doch im Vertrag. Wie soll ich denn aus all den Verträgen rauskommen? Vertragsbruch bedeutet Konventionalstrafe – ganz abgesehen davon, dass ich meiner Agentur auf einen Schlag das Geschäft vermasseln würde! Mein Management verdient doch an mir. Von den Prozenten, die die Agenturmitarbeiter von den Künstlern bekommen, müssen sie ihre Familien ernähren. Die werden nicht begeistert sein ...

Außerdem: Wir hatten August. In ein paar Monaten würde es losgehen, und die Veranstalter hatten längst ihre Programme fertig. Im Karneval gibt es einen Vorlauf von zwei Jahren, und die Gesellschaften waren froh, für die kommende Session den Pauels, den Stelter, den Metzger und den Cantz zu haben – und plötzlich hätten sie einen der angesagten Redner nicht mehr im Programm? Ich rief mein Management an und erfuhr: 200 Auftritte sind bereits vertraglich abgeschlossen und zugesichert. Folglich müsste ich 200 Verträge platzen lassen. Und dann würde es 200 Mal heißen: Nee, lieber Herr Pauels, so geht es aber nicht ... Kurzum: Ein schwindelerregendes Gebirge von Problemen türmte sich vor mir auf. Und so verlockend mir der Vorschlag meines Arztes einen Moment lang erschienen war, so deutlich ich in diesem Augenblick die rettende Insel vor mir gesehen hatte – es hatte keinen Zweck. Es war sinnlos. Es war unmöglich.

»So schön es wäre – es geht nicht«, antwortete ich meinem Arzt.

Nun, er hatte bemerkt, dass ich auf seinen Vorschlag beinahe angesprungen wäre. Und natürlich kannte er das. Wie viele Patienten musste er schon erlebt haben, die sich in einer aussichtslosen Situation wähnten, die keine Lösung sahen, die glaubten, bis zum Ende ihrer Tage zu ihrem Schicksal verurteilt zu sein. Es sind ja immer die gleichen Fallen, in die ein Patient hineintappt, die gleichen Messer, in die er hineinläuft. Mein Arzt beschloss daher, meiner Fantasie auf die Sprünge zu helfen.

»Herr Pauels, wenn Sie jetzt einen Magendurchbruch hätten«, sagte er, »würden Sie dann auf die Bühne gehen?«

»Wohl kaum. Geht ja dann nicht.«

»Herr Pauels, jetzt geht es auch nicht!«, sagte er beschwörend. »Depression ist eine Krankheit!«

Und damit gab er den Anstoß.

Denn siehe da, der festgefahrene Karren kam ins Rollen. Ja, nicht nur das. Ich musste erkennen, dass dieser Karren nie im Schlamm gesteckt hatte! Dass der Schlamm nur ein Produkt meiner düsteren Fantasie war! Mit anderen Worten ...

Es wäre absolut verständlich gewesen, wenn mein Management mir gesagt hätte: »Nun mal langsam, Willibert, nichts überstürzen. Reduzieren wir erst mal die Zahl deiner Auftritte.« Stattdessen sagten sie mir, und zwar ohne zu zögern: »Willibert, weißt du was? Wir machen's, wie der Arzt gesagt hat: Du ziehst die Reißleine. Du steigst aus. Du brauchst nicht mehr in diese Mühle zurück. Du kannst für die nächste Saison komplett aussteigen.« Deshalb sei es hier gesagt: Ein großer Dank an meine Freunde, mein gutes Management. Von Herzen!

Und ein Zweites: Sämtliche Veranstalter hatten ein Einsehen! Von allen Seiten hieß es: »Mensch, das ist verständlich, wir werden schon einen Ersatz finden, und richtet dem Willibert aus: Jute Besserung, und wir denken an ihn.« Überall stieß mein Rückzug auf das größte Verständnis und die größte Unterstützung – eine wunderbare Erfahrung. Meine Agentur sagte alle Auftritte ab, half auch kräftig mit, die 200 entstandenen Löcher zu stopfen, und ich brauchte mich um nichts zu kümmern. Natürlich hegten sie die leise Hoffnung, dass ich in der übernächsten Session zurückkehren würde. Aber das war Schnee von morgen, für mich zählte im Augenblick nur die grandiose Erkenntnis, dass ich die Wahl gehabt hatte – ohne es zu wissen.

Blieb nur noch abzuwarten, was mein Arbeitgeber in Köln dazu sagen würde, die Kirche, der Erzbischof. Ich war ja nicht mehr hauptberuflich Diakon. Ich bekam eine Aufwandsentschädigung für mein nebenberufliches Engagement, das war's, und jetzt müssten sie meiner Rückkehr zustimmen.

Was sie umgehend taten! Schon damals, nach meinem Einstieg in den Karneval, hatten sie mir diese Hintertür offen gehalten, und nun standen sie zu ihrem Wort. Womit das Unmögliche, das Undenkbare, in kürzester Zeit nicht nur möglich und denkbar, sondern Wirklichkeit geworden war.

Ich hatte Aussicht auf ein neues Leben, und schlagartig ging es mir besser.

Wahrscheinlich werden die meisten Menschen am Ende ihres Lebens rückblickend feststellen: Von allen Befürchtungen, die sie gehabt haben, sind 99 Prozent nicht eingetroffen. Man hat grundlos gebangt, hat sich selbst Angst eingejagt – und wofür, wozu, warum? No brain, no pain, sagen die Engländer. Segen und Fluch des Menschen ist sein Bewusstsein, das sich vor der Vergangenheit wie vor der Zukunft gleichermaßen fürchtet, und mein Bewusstsein hat mir wahrscheinlich noch seltener Ruhe gelassen als das anderer Leute. Und wie lächerlich diese Befürchtungen oft waren ...

O Gott, was habe ich gestern wohl alles angestellt? – Nach jeder feucht-fröhlichen Feier bin ich mit dieser Sorge aufgewacht, und wenn ich andere fragte, die dabei waren, hieß es regelmäßig: Keine Angst, du warst brav ... Und jetzt also die Erfahrung: selbst die plausibelsten Bedenken und Befürchtungen im Hinblick auf meine Verträge, mein Management, die Karnevalsgesellschaften – alle genauso gegenstandslos, genauso überflüssig! Dabei war die von meinem Arzt vorgeschlagene Lösung die denkbar radikalste, nämlich konsequenter Ausstieg aus dem Karneval! Und wie leicht, wie glatt war dann alles gegangen.

Zugegeben, ich hatte bereits eigene Überlegungen in diese Richtung angestellt. Auch wenn mir meine Depression nicht dazwischengekommen wäre, hätte ich im bisherigen Stil wohl nicht weitergemacht. Schon deshalb nicht, weil mir die körperlichen Strapazen zu viel geworden wären. Eine Reduzierung auf 100 Auftritte in der Session hatte ich bereits in Erwägung gezogen. Aber diese Lösung hätte ein unabsehbares Gerangel nach sich gezogen – Och nö, aber bei uns kannst du doch noch ... Warum denn nicht bei uns ...? Aber Willibert, du bist doch immer bei uns aufgetreten ...

Wem sagst du ab, wem sagst du zu, wenn alle dich bestürmen? Unter diesen Umständen standhaft zu bleiben, hätte ein starkes Selbstbewusstsein erfordert, und wie hatte mein Arzt mir bei einem unserer Gespräche gesagt? »Es gibt ein Symptom, das auf alle meine Patienten zutrifft – mangelndes Selbstwertgefühl.« Ganz seltsam. Heute noch, drei Jahre nach meinem Abschied vom Karneval, lassen immer noch viele meiner ehemaligen Kollegen Grüße an mich ausrichten, aber weder diese eindeutigen Beweise der Wertschätzung noch alle früheren Erfolge ändern etwas an meinem gläsernen Selbstwertgefühl, das bei der leisesten Kritik zerbricht.

Einen so radikalen Bruch hätte ich von mir aus, ohne das sanfte Machtwort meines Arztes, jedenfalls nicht vollzogen. Nie wäre mir der Gedanke gekommen, gleich alles aufs Spiel zu setzen. Denn ich büßte durch diese Entscheidung ja nicht nur viel Geld ein, ich musste nicht nur auf meine Popularität verzichten und Abschied von meinem Kölner Weltruhm nehmen. Dieser Entschluss bedeutete vor allem einen Bruch mit meiner Vergangenheit ... von der ich im folgenden Kapitel erzählen möchte. Denn das habe ich ja noch nicht verraten, wie aus dem schüchternen, verklemmten Wipperfürther Jungen der bergische Jung wurde.

11. Der Beginn meiner Karriere als Pappnase oder: Dreistes Studentlein stiehlt Profi die Schau

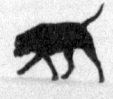

Hauptberuflicher Karnevalist – ja, wie wird man das?

Indem man nicht allzu weit entfernt vom Nabel der karnevalistischen Welt, sprich von Köln, geboren wird. So geht's schon mal los. Theoretisch ist zwar auch ein Geburtsort außerhalb des kulturellen Hoheitsgebiets der Stadt Köln denkbar, aber dann gibt es unter Umständen ein Problem mit der Mundart, denn in der Bütt wird Kölsch gesprochen, wenigstens in Köln. Ob ein Bremer, ein Dresdner, ein Düsseldorfer ...

Na schön, zugegeben, ich hab's auch lernen müssen. Wipperfürth liegt nämlich ganz knapp nördlich der berühmten Benrather Linie, die Deutschland brutal in einen niederdeutschen und einen hochdeutschen Sprachraum zerteilt, und Wipperfürther Platt klingt eben anders, wir Wipperfürther haben eine Schwäche fürs »au« – Schule heißt bei uns beispielsweise Schaule und Kuchen Kauken. Aber nur ein paar Kilometer weiter südlich wird schon eine Spielart des Kölschen gesprochen, und dermaßen aus der Welt war Wipperfürth nun auch nicht, als dass man das benachbarte Kölsch nicht von klein auf im Ohr gehabt hätte. Die Umstellung von Platt auf Kölsch ist mir jedenfalls nicht schwergefallen. Mit einem hessischen Akzent à la Heinz Schenk hätten sie mich vermutlich nicht genommen.

Sodann wäre es vorteilhaft, von Anfang an katholisch zu sein. Karneval ist eben auch eine Frage des religiösen Milieus, und zumindest in der Vergangenheit waren die Karnevalssitzungen der katholischen Pfarreien die Brutstätte des rheinischen Humors. Das Treibhaus, in dem praktisch der komplette Nachwuchs an Büttenrednern herangezüchtet wurde. Später, als ich selbst im großen Karneval mitmischte, habe ich sie alle gefragt, die von mir vergötterten Stars wie die Bläck Föös, die Höhner, die Räuber, die Paveier, dann meine Kollegen in der Bütt wie de doof Nuss, et Butterblömche, d'r Weltenbummler und wie sie alle hießen, ich habe also jeden gefragt: Wo hast du dir deine ersten karnevalistischen Sporen verdient? – und ein Ergebnis wie zu DDR-Zeiten eingefahren: Zu 99 Prozent lauteten die Antworten »in der Pfarrsitzung«. Das komplette Oberhaus des Kölner Karnevals kam aus der katholischen Jugend – bis auf den Bernd Stelter. Der ist halt evangelisch, wofür er natürlich nichts kann.

Der Rest ist, im Wesentlichen, schauspielerisches Talent und Spaß an der Freud'. Was mich angeht – ich stand schon mit knapp sechs Jahren auf der Bühne, und zwar im Burgtheater von Wipperfürth. Mein Kindergarten, der natürlich ein katholischer war, feierte das Ausscheiden der künftigen i-Dötzchen mit dem Theaterstück *Der Wolkenseppl*, und der kleine Willibert hatte die Hauptrolle bekommen – zum einen vermutlich deshalb, weil sein Talent zur Schauspielerei dem Scharfblick der Kindergärtnerinnen nicht entgangen war, zum anderen sicherlich auch darum, weil er sich den Text so gut merken konnte. Da gab es immerhin zwei DIN-A4-Seiten einzupauken, und ich erinnere mich noch an den Ausspruch meiner erstaunten Mama, die meine Vorbereitungen daheim mit den Worten kommentierte: »Also, der Junge, *der* kann auswendig lernen ...« Aber ich hatte schon damals kein Problem, mich in eine Rolle hineinzuversetzen, wahrscheinlich lag's daran. (Ein Satz, den ich zu sagen hatte, lautete: »Das ist mir doch zu dumm, zu drehen mich im Kreis herum.« Bitte fragen Sie mich nicht nach den anderen.)

Das Stück spielte übrigens im Himmel, die anderen Kinder verkörperten also alles mögliche himmlische Personal. Die Rolle des heiligen Paulus war meinem Freund Michael zugefallen, Spross einer bekannten Wipperfürther Apothekerfamilie, der später auf dem Umweg über ein Theologiestudium zum Beruf des Schlagzeugers gekommen ist, und ich weiß noch, dass die Generalprobe jäh unterbrochen wurde, weil der heilige Paulus wegen eines dringenden Bedürfnisses draußen im Schnee abgehalten werden musste.

Der *Wolkenseppl* war mein erster Kontakt mit der Bühne. Danach stand mir das Burgtheater nicht mehr zur Verfügung, und ich musste einstweilen auf unser Wohnzimmer ausweichen. Gelegentlich und vor allem dann, wenn wir Besuch hatten, trat ich bei uns in der guten Stube verkleidet auf und improvisierte kleine Stand-up-Comedies, angelehnt an die Sketche des treuherzigen Ruhrpott-Proleten Jürgen von Manger, den ich aus dem Fernsehen kannte. Ich hatte Spaß daran, und mein Publikum amüsierte sich, insbesondere mein Papa. Als Komiker war mir, wenn ich's recht bedenke, von Anfang an Erfolg beschieden.

Als der Schüchternste unter meinen Mitschülern war ich im Übrigen zum Klassenclown prädestiniert. Das ist ja oft so – wie willst du sonst mit deiner verstockten Art die Herzen der Mädchen erobern? Einmal sollte ich die Tafel mit einem großen Tuch putzen. Ich stand also vorn gleich neben dem Lehrer und schlug im nächsten Moment das Tuch auseinander, legte dem Mann den Lappen um den Hals und fragte ihn: »Wie wollen wir die Frisur denn heute?« Mein Lehrer konnte nur noch lachen.

Also, wenn ich Blödsinn machte, kam ich an. Und dann der unheilvolle Einfluss des Fernsehens ...

Wir besaßen einen Fernseher. Das war in den Sechzigerjahren noch etwas Außergewöhnliches, und Fernsehabende waren gesellschaftliche Ereignisse. Ein besonderes Ereignis war die Übertragung der großen Karnevalssitzung in Mainz, und an diesem Abend veranstalteten meine Eltern eine regelrechte Fernsehkarnevalssitzungs-Abendgala. In meiner Erinnerung verbindet sich dieses Event mit sonderbaren Snacks, bei denen man auf Fliegenpilze getippt hätte: Sie bestanden aus hartgekochten Eiern, denen halbierte Tomaten aufgesetzt wurden, und die Tomaten waren mit Mayonnaisetupfern garniert. Wie so vieles aus dieser Zeit ist diese Delikatesse in Vergessenheit geraten.

Unvergesslich allerdings waren die Übertragungen aus Mainz, jedenfalls für mich, und zwar wegen ihrer vollendeten Langweiligkeit. Damals gab es nichts anderes als »Mainz bleibt Mainz« im Zweiten Programm und »Mainz, wie es singt und lacht« im Ersten, und ich dachte wirklich, das sei Karneval. Ich hab's noch im Ohr: den ewigen Traditionsmarsch und die rührenden Ansagen: »Liebe Narre un Narralese, drause stehe sechs leggere Mädcher mit zwölf leggere Beincher und zwölf leggere Äugelcher, wolle mer se noi lase? Rrrrütütüü, Rütütüü (man singe hier den Narhalla-Marsch).« Oder: »Liebe Narre un Narralese, drause steht e Büdderedner, wolle mer'n noi lase? Rüttütüdel, rüttütüdel ...« Und dann kam – die Erinnerung verfolgt mich bis heute – der Till mit der Laterne und einem erlesenen Vortrag von gefühlten 280 Strophen, ein Schelm mit einem ganz feinsinnigen Humor, und jetzt verlässt mich meine Erinnerung, weil ich vor dem Ende dieses Vortrags regelmäßig einschlief. Meine Mama brachte mich ins Bett, aber das Rrrütütü verfolgte mich im Halbschlaf bis zum »Sooo ein Tag, so wunderschön wie heute ...« der Knödeltenöre der Mainzer Hofsänger.

Es war dann für mich ein regelrechter Kulturschock, als ich zum ersten Mal eine Sitzung aus Köln im Fernsehen sah. Das Drumherum war wie immer, die Fliegenpilzeier waren wieder zur Stelle, und als der Fernseher eingeschaltet wurde, erwartete ich natürlich auch aus Köln etwas Ähnliches wie das Mainzer Rrrütütü. Was für ein Irrtum! Allein, wie es losging: Taa, tadadaaa, tadata, tadata, tadataaaa! – Und dann zogen sie unter lautem Jubel in den Saal ein, 150 rote Funken, eine Fahne vorneweg, wobei ein Funkenmariechen plötzlich von einem Kerl mit einer Hand hochgestemmt wurde und von da oben, über allen Köpfen, die Kusshändchen nur so ins Volk schmiss ... Fantastisch. Ich wurde schlagartig wach.

Und dann die Büttenredner! Einer stand mit einem Schirm in der Bütt wie ein tiefgefrorener Hering, das war der Weltenbummler, und der gab keine fein ziselierten, schelmischen Reime von sich, sondern vollendeten, hochgradigen Quatsch. Und so ging's weiter. De doof Nuss machte seine Sache genauso großartig wie der Hans Bols, genannt et Butterblömchen, der immer mit seiner Blume um sich schlug, und Jahre später gab es auf derselben Bühne den Hans Süper mit seinem Colonia Duett zu sehen, ein völlig durchgeknalltes, langhaariges Unikum mit einer Mandoline, dem für diese Nummer sein genaues Gegenteil zur Seite stand, nämlich so ein steifer, verdruckster Typ – zunächst der unvergessene Hans Zimmermann (das Ei) – Gott habe ihn selig – und dann später der liebe Werner Keppel. Hans Süper ist wirklich unerreicht, was karnevalistische Performance angeht; bei dem habe ich mir buchstäblich in die Hose gemacht vor Lachen.

Kurzum, der Kölner Karneval war für mich eine Offenbarung. Ich kann aber nicht sagen, dass ich mir einen aus dieser Riege später zum Vorbild genommen hätte, in dem Sinne, dass ich so werden wollte wie er. Gleichwohl gehören diese Büttenredner zu den Komikern, die ich damals schon hinreißend fand, wie übrigens natürlich auch einige der bundesrepublikanischen Größen des skurrilen Humors. Dazu zählte Heinz Erhard, weniger wegen seiner Gedichte als wegen seiner unglaublich komischen Art (übrigens auch nicht frei von peinigenden Ängsten), und selbstverständlich auch Loriot mit seinem eher aristokratischen Humor. Aus späterer Zeit müsste man noch den großartigen, wenn auch zotenreichen Jürgen von der Lippe dazurechnen und Bastian Pastewka und Hans-Peter Kerkeling (HURZ!) und und und. Was jedoch meine allererste Inspiration und folgenreichste Ermutigung zu einer eigenen karnevalistischen Karriere angeht, gehört hier der Name eines gänzlich Unbekannten genannt, nämlich der unseres Küsters Heinz Rützenhoff.

Ich mag elf oder zwölf gewesen sein, als mich mein Vater auf meine erste Kajuja-Sitzung mitnahm. (Kajuja nennen sich die Karnevalsveranstaltungen der katholischen Jugend.) Lustlos trabte ich mit ihm zum Saal Flossbach in Wipperfürth und machte mich auf einen langweiligen Nachmittag gefasst – schon wieder was Katholisches! Ach, Willibert, wie hattest du dich getäuscht ...
Es fing schon damit an, dass ich an unserem Tisch neben einer Frau zu sitzen kam. Einer hübschen Frau. Auch bei einem so schüchternen Knaben wie mir erwacht irgendwann einmal die Sexualität, und eben dies war in jenen Tagen der Fall. Als die Kapelle nun »Kornblumenblau ...« spielte und anschießend »Schau nicht auf die Uhr ...«, da sah ich, dass mein Papa es wie alle anderen machte und beim Schunkeln die fremde Frau an seiner Seite unterhakte. Also hielt ich es mit meiner hübschen Nachbarin genauso, und wenn ich

nach ihrer Seite ausholte, stieß ich jedesmal sachte gegen diesen schönen, weichen, runden Frauenleib; es ließ sich gottlob nicht vermeiden. Zum ersten Mal – und obendrein mit der Erlaubnis meines Vaters – machte ich an diesem Nachmittag Bekanntschaft mit der Zauberwelt des Eros und war selig.

Wenn ich mir auf dieser Kajuja-Sitzung eine karnevalistische Infektion einfing, lag es aber weniger an meiner Nachbarin als an unserem Küster Heinz Rützenhoff. Der hatte Ähnlichkeit mit Quasimodo, dem Glöckner von Nôtre Dame, war also etwas verwachsen und vielleicht gerade deshalb von sprühendem Witz – übrigens nicht nur im Karneval, auch sonst. Als Messdiener kannte ich ihn ja und hatte immer wieder Kostproben seiner Schlagfertigkeit erlebt. So sprach er zum Beispiel eines Tages unseren alten Dechant nach der Messfeier an.

»Herr Dechant«, sagte er, »mir ist aufgefallen: Wenn *Sie* die Messe lesen, ist das Weinkännchen immer leer. Die Kaplane nehmen nur einen kleinen Schluck; aber Sie trinken den ganzen Wein.«

Entgegnet der Dechant, leicht pikiert: »Heinz, das ist doch wohl meine Sache.«

Und darauf Heinz: »Ja, mir ist et ejal. Ist ja nicht meine Leber ...«

Gewöhnlich schon alles andere als schüchtern, entpuppte sich Heinz Rützenhoff in der Bütt aber als eine wahre Granate des Humors. Was konnte der Mann loslegen – wir haben flachgelegen vor Lachen. Der riss die Leute aus der Bütt heraus wirklich mit, und als ich diese Sitzung mit meinem Vater spät abends verließ, war ich regelrecht angesteckt. Wenn mir an diesem Tag jemand gesagt hätte, dass ich selbst einmal, bei der gleichen Veranstaltung, als der Star in der Bütt auftreten würde ... und später sogar im Kölner Karneval ... und dass die

Größen des Karnevals mich als Kollegen bezeichnen würden ... der Schlag hätte mich zu selbiger Stunde getroffen.

Es kam so:
1972 wurde ich von allen Seiten bedrängt, bei der Kajuja in Wipperfürth aufzutreten. Natürlich wollte ich nicht, aber sie ließen nicht locker: »Mensch, du musst diesmal unbedingt bei der Kajuja auftreten ...« Ich ließ mich breitschlagen.
Natürlich hatte ich vorher eine Heidenangst, ich hatte ja immer Angst, und schließlich war es mein erster öffentlicher Auftritt. So viel wusste ich immerhin, dass der erste Witz sitzen musste, sonst wäre es um die Aufmerksamkeit des Publikums geschehen – also ging ich auf Nummer sicher und brachte gleich zu Beginn einen Witz über unsere Nachbarstadt Hückeswagen. Ein Witz über Hückeswagen klappt in Wipperfürth immer, das ist wie ein Witz in Köln über Düsseldorf und umgekehrt. Mein allererster Witz bei meiner allerersten Büttenrede ging also folgendermaßen:
Ein Hückeswagener erfährt, dass die Volkshochschule Wipperfürth einen Kurs anbietet: richtiges und effektives Einkaufen. Er belegt den Kurs, will es nach dem Unterricht sofort ausprobieren und geht in das nächstbeste Ladenlokal in Wipperfürth. »Guten Tag«, sagt er zu der freundlichen Frau hinter der Theke, »ich hätte gern ein Paket Butter, ein Päckchen Soßenbinder, zwei Pfund Kartoffeln und ...« – »Stopp«, unterbricht ihn die Verkäuferin. »Kann es sein, dass Sie aus Hückeswagen kommen?« – »Ja, woher wissen Sie das?« – »Sie sind hier in der Kreissparkasse!«
Hückeswagener veräppeln – herrlich! Das Wipperfürther Publikum johlte. Es lief nicht nur gut, ich hatte einen Riesenerfolg, und in den folgenden Jahren meiner Studentenzeit war ich die Nummer eins der Kajuja-Sitzungen in Wipperfürth.

Eine meiner Sternstunden ist unauslöschlich mit dem Namen Fips Asmussen verknüpft. Das war ein berühmter Witzeerzähler, der 50, 60, 70 Witze in eine Rede reinpackte, immer eine Pointe nach der anderen rausjagte und schon Hunderttausende von Platten verkauft hatte, ein echter Star also, und den hatte die Kajuja für viel Geld eingekauft. Das war natürlich eine Sensation.

»Der große Fips Asmussen kommt nach Wipperfürth!«
»Biste jeck?! Den kennt man doch aus dem Fernsehen ...«
»Doch, im Ernst. Der kommt nach Wipperfürth, zur Kajuja.«
»Nee!?!«
»Doch.«

Und ich trat bei derselben Veranstaltung als kleines Lichtlein auf. Es kam aber anders, denn den meisten Applaus erntete nicht der große Fips Asmussen mit seinen 70 Pointen, sondern ich, und anderntags war in der Zeitung in dicker Balkenschrift zu lesen: »Dreistes Studentlein stiehlt Profi die Schau.« Hä!

Mein Erfolg machte die Runde, und mein Ruhm breitete sich über Vilkerath bis nach Leverkusen aus. – »Da gibt's beim Pfarrkarneval einen jungen Burschen«, raunte man sich nun also schon jenseits der Stadtgrenzen von Wipperfürth zu, »der ist richtig gut in der Bütt ...« Damals hieß ich allgemein der Baulemann – eigentlich eine Bezeichnung für den Wipperfürther im Allgemeinen wegen seiner bereits erwähnten Vorliebe fürs »au« –, und als ich jetzt in gänzlich fremde Gefilde vorstieß, nämlich bis zu den Gelbfräcken in Leverkusen-Küppersteg, da sagte die dortige Literatin:

»Herr Pauels, schön, dass Sie da sind, aber wie soll der Präsident Sie ankündigen? Baulemann versteht hier doch keiner.«
»Weiß ich auch nicht.«

»Sollen wir sagen: der bergische Jung?«
»Jou«, sagte ich, »einverstanden.«
Und so kam ich zu meinem Künstlernamen. Den hat mir also eine Literatin in Leverkusen-Küppersteg so aus der Lamäng verliehen ... Und jetzt sollte ich doch kurz erklären, was es mit diesen Literaten und Literatinnen auf sich hat. Also: Das sind die Einkäufer der Karnevalsgesellschaften. Die fragen sich ständig: Was gibt es Neues? Haben wir irgendwo ein Talent? – und schlagen dann zu. Headhunter, würde man im Geschäftsleben sagen.

Jedenfalls, aus dem Baulemann war an diesem Nachmittag in Leverkusen der bergische Jung geworden.

Und als bergischer Jung wurde ich bekannt, tingelte in der Session durch die Lande und trat weiterhin hauptsächlich bei Pfarrsitzungen auf, natürlich als Amateur, denn hauptberuflich war ich inzwischen ja Diakon. So ging es über 20 Jahre und wäre wohl immer so weitergegangen, hätte das Jahr 1995 nicht die große Funkausstellung in Berlin gebracht.

Die Vorgeschichte zu dieser Episode spielt im Hause Schmitz. Da gab es die Vroni Schmitz, ihres Zeichens Vorsitzende der KFD Wipperfeld (Katholische Frauengemeinschaft), sowie ihre Tochter Karin, die seinerzeit bei RTL arbeitete, und zwar in dem Team, das eine der ersten Talkshows Deutschlands produzierte, die Hans Meiser Show, ausgestrahlt täglich nachmittags um halb zwei. So, und jetzt sollte die Hans Meiser Show anlässlich der Funkausstellung live aus Berlin gesendet werden, Thema: Stimmungskanonen. Da wandte sich Karin Schmitz Rat suchend an ihre Mutter und sagte: »Mama, hast du eine Idee, wen man als Stimmungskanone nach Berlin schicken könnte?«

Nun war die Vroni Schmitz im karnevalistischen Milieu einigermaßen bewandert. Die KFD des Rheinlandes veranstaltete nämlich seit jeher den berühmten »Mütterkaffee«, also die historisch ersten reinen Frauensitzungen; Vroni kannte sich folglich aus und hatte tatsächlich auch eine Idee. »Da gibt es doch«, antwortete sie ihrer Tochter, »den Willibert. Der tritt hier überall bei den Pfarrsitzungen auf. Frag den doch mal. Der ist Theologe, Diakon und Büttenredner. Zwar nur in der Provinz, aber vielleicht ...«

So kam ich zu einem Freiflug nach Berlin. Und jetzt überschlugen sich die Ereignisse.

Als die Maschine vom Kölner Flughafen abhob, war ich in Hochstimmung. Und ob es nun echte Neugier war oder ob ich mich einfach nur betätigen musste ... als die Stewardess vorbeikam, bat ich sie, einen Blick ins Cockpit werfen zu dürfen. Kein Problem. Sie nahm mich ohne Weiteres mit nach vorn, klopfte und drückte die Tür zum Cockpit auf. Der Kapitän drehte sich zu mir.

»Hallo, ich wollte mal gucken.«

»Ja, gucken Sie ruhig.«

Ich blieb in der Tür stehen. Zwei, drei Minuten vergingen, dann sprach mich der Pilot wieder an.

»Was wollen Sie denn in Berlin?«

»Ich bin eingeladen zur Hans Meiser Show.«

»Funkausstellung? Schön, schön. Welches Thema?«

»Stimmungskanonen.«

»Sind Sie eine Stimmungskanone?«

»Nee, eigentlich bin ich katholischer Diakon.«

»Ha«, sagte er, »kommen Sie mal rein. Klappen Sie sich den Sitz da runter, und schnallen Sie sich an. Sie bleiben erst mal hier. Ich war nämlich Messdiener. Gut, ich bin aus der Kirche ausgetreten, aber ich bin kein Heide, ich bin aber immer noch gläubig ...« (Das hörte man damals oft.)

»Wäre ja noch schöner, mich hier von einem Heiden fliegen zu lassen«, sagte ich, und schon plauderten wir gemütlich, über seine Messdienerzeit und Religion im Allgemeinen. Irgendwann kratzte es wieder an der Cockpit-Tür, und herein kam der nächste Neugierige, ein junger Mann.

»Entschuldigen Sie, darf ich mal ins Cockpit schauen?«

Wie gesagt, ich war in Hochstimmung. Der Knabe kam mir gerade recht. Ich zwinkerte dem Piloten zu und sagte, an unseren Gast gewandt: »Kommen Sie ruhig rein. Darf ich Ihnen vorstellen ... das ist Kapitän Hansen, und ich bin der Fluglehrer. Kapitän Hansen fliegt heute zum ersten Mal.«

Der Knabe wurde wachsbleich. Ich redete weiter drauflos.

»So, Herr Hansen, jetzt gehen wir mal zum Landeanflug über. Ja, das machen Sie schon sehr ordentlich. Und als Nächstes proben wir rückwärts einfliegen.«

Da merkte der junge Mann natürlich, was gespielt wurde. Alles in allem, fand ich, war es ein verheißungsvoller Auftakt zu einer Sendung über Stimmungskanonen: der Anflug auf Berlin als gelungene Stand-up-Comedy. Mein Auftritt in der Hans Meiser Show konnte eigentlich nur noch schiefgehen ...

12. Hin zum karnevalistischen Olymp oder: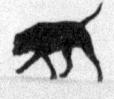
Aufnahmeprüfung bestanden

Ah, Berlin. Funkausstellung! Scheinwerfer, Kameras, Kabel! Mondo grande! Aber die Live-Übertragung der Hans Meiser Show steuert auf ein Fiasko zu. Die eingeladenen Stimmungskanonen entpuppen sich eine nach der anderen als Rohrkrepierer. Nichts an denen ist lustig, und Hans Meiser wird allmählich stinksauer. Ich habe bis dahin unauffällig und unbemerkt als Joker im Publikum gesessen, und irgendwann lässt Hans Meiser diese Langweiler auf der Bühne einfach sitzen, kommt auf mich zu und versucht es mit mir – »Ja, hier haben wir noch eine Stimmungskanone, wollen wir den Willibert Pauels doch mal fragen ...«

Ich bin, wie gehabt, in Hochstimmung. Und plötzlich lachen die Leute. Zum Beispiel, weil ich Hans Meiser stur mit »Herr Meisner« anrede. Der protestiert natürlich, er heiße nicht Meisner, er heiße Meiser, und ich kontere: »Nein, der Meiser ist Bischof in Köln. Der ist sogar Kardinal.« So geht es hin und her. Ich mache Stand-up-Comedy aus dem Publikum heraus, die Stimmungskanonen auf der Bühne sind abgeschrieben, und gemeinsam bestreiten wir beide den Rest der Sendung. Ein Riesenspaß. Und als wir hinterher beisammenstehen, sagt ein erleichterter Hans Meiser zu mir: »Herr Pauels, Sie haben mir die Sendung gerettet.« Das finde ich auch. Aber an diesem Tag ist noch eine Steigerung möglich.

Der zweite Joker im Publikum ist nämlich Dieter Steuter gewesen, der Gründer der ältesten Boy Group im Kölner Karneval, Die Drei Colonias. Steuter hat hinreißende Lieder komponiert (unter anderem »Es war in Königswinter, nicht davor und nicht dahinter ...« und »Eenmol Prinz ze sin in Kölle am Ring ...«), er stellt im Kölner Karneval wirklich etwas dar, und nach der Sendung spricht er mich ebenfalls an. Es entwickelt sich also folgendes kurze, aber schicksalhafte Gespräch:

Steuter: »Pass op, Jung. Du muss nach Kölle.«
Ich: »Das geht nicht. Ich bin aus dem Bergischen Land. Ich kann nicht mal Kölsch.«
Er: »Dat könne die wenigsten. Dat is ejal. Du has Talent, Jung, du muss in de Kölsche Fastelovend.«
Ich: »Ehrlich?«
Er: »Du hörst von mir.«

Wahnsinn. Das magische Wort Köln war gefallen. Aber ganz ernst nahm ich seine Zusage nicht und hatte die Sache schon halb vergessen, als ich einen Anruf aus Köln erhalte: »Hier ist das Festkomitee des Kölner Karnevals, literarisches Komitee (also die Abteilung, die sich um den Nachwuchs kümmert). Unser Mitglied Dieter Steuter hat gesagt, Sie hätten Talent. Wollen Sie nicht mal vorbeikommen und sich vorstellen?«

Ja, doch. Sicher. Na klar ...
Ich gehe also hin. Ich komme zum Haus des Kölner Karnevals, damals noch in der Amsterdamer Straße. Die Räume des Literarischen Komitees befinden sich im fünften Stock. Ich klingele.

»Ja, bitte?«
»Pauels. Ich soll hier lustig sein.«
»Gehen Sie bitte schon mal rein, nehmen Sie im Wartesaal Platz, wir holen Sie dann.«

Ich trete ein. Der Wartesaal ist nicht größer als das Wartezimmer einer Arztpraxis, und da sitzt auch schon jemand, ein Herr mit einer langen Schlabberhose, de Kölsche Boxer, wie sich herausstellt. Es dauert nicht lang, und der Kölsche Boxer wird abgeholt, um im fünften Stock sein Können zu beweisen. Eine halbe Stunde später steht er wieder in der Tür und sagt: »Ich muss noch mal wiederkommen« – hat also offenbar nicht überzeugt. Und jetzt bin ich dran.

Ich fahre im Aufzug hoch, und da sitzen die Jecken vom Literarischen Komitee in U-Form wie eine x-beliebige Prüfungskommission, ohne Kappen, ohne Orden, Männer in Straßenanzügen mit ernsten Gesichtern. Gut, es gibt nichts zu bereden, also ich lege los. Erster Witz – kein Lacher. Zweiter Witz – kein Lacher. Dritter Witz ... Sie ahnen es. Keiner von denen verzieht eine Miene, und in dieser Art geht es durchs ganze Programm, bis ich mit meiner Kajuja-Büttenrede zum Ende komme. Schweigen. Ich mache mich auf das Schlimmste gefasst. Da erhebt sich der Vorsitzende und sagt:

»Herr Pauels, das war klasse.«

»Wie?«, sage ich irritiert. »Hier hat doch keiner gelacht.«

»Wir kennen die Witze doch all!«, brüllt der Vorsitzende los. »Darum jehdet uns doch jar nit! Es jeht nit um den Witz. Wat Sie verzällt haben, dat waren alles alte Klamotten. Dat is uns ejal. Aber – Sie haben Talent, den Driss op d'r Bühn zu verkaufen. Herr Pauels, Se sin dabei!«

»Wie? Wobei?«

Er wird offiziell. »Sie sind dabei. Sie kommen auf den großen Vorstellabend des Literarischen Komitees im Ostermannsaal.«

Aufnahmeprüfung bestanden! Und ich, einigermaßen entsetzt, denke bloß: Das darf nicht wahr sein.

Es wird November. Der Karneval ist eröffnet, und am betreffenden Abend wimmelt der Ostermannsaal von Literaten – das schlimmste Publikum, das es gibt: Alle abgebrüht, keiner lacht, jeder hat alles schon 100 Mal gehört. Im Grunde steht man da vor 200 Juroren und kann sich eigentlich nur um Kopf und Kragen reden. Na gut, ich bin dran, ich gehe auf die Bühne, ich lege los. Und räume ab. Räume richtig ab. Es kommt zu Standing Ovations. Es kommt sogar zu Zugabe-Rufen, die der Moderator mit den Worten abwürgt: »Nix da. Zugabe gibt's bei euch auf der Bühne!« Im Endeffekt lasse ich 200 glückselige Literaten im Saal zurück, die endlich auf ein neues Talent gestoßen sind, die endlich den lang ersehnten Nachwuchs entdeckt haben.

Und beim Rausgehen hält mich jemand auf. Redet mit mir. Zeigt sich interessiert. Ich kenne den Mann gar nicht, habe ihn nie gesehen, und erfahre hinterher: Das war der Hubert Koch. *Der* Hubert Koch! Nämlich der Chef des Literatenstammtischs. Also der Kölner Mafia, die die begehrtesten Veranstaltungen, die Fernsehsitzungen usw., mit Rednern beliefert. »Das ist die alleroberste Liga. Wenn der sich für dich interessiert ...« Mit anderen Worten: Ich befinde mich im Auge des Orkans. Ich habe Kontakt mit dem Zentrum der Macht aufgenommen. Ich bin mit einem einzigen Auftritt von null auf hundert geschossen.

Am nächsten Morgen. Halb Köln stürzt sich auf die Kölner Ausgabe der BILD-Zeitung; die vergibt nämlich Kappen für jeden Auftritt beim Vorstellabend des Literarischen Komitees. Eine Kappe bedeutet: Nicht mal die Klofrau lacht. Zwei Kappen: na ja. Drei Kappen: gutes Mittelfeld. Vier Kappen: super. Fünf Kappen: absolute Spitze. Da zittert natürlich jeder Kandidat – wie viele Kappen wirst du kriegen? Ich zittere auch, schlage die Zeitung auf und sehe: sechs ... Sechs! Da hatten sie mir noch eine Extra-Kappe obendrauf gegeben! Was für ein Einstand! Ich will mich nicht beweihräuchern, aber: Da kommt einer, mit dem niemand gerechnet hat, ein

Diakon aus dem Bergischen Land, und staubt sechs Kappen ab. Nit mööööglich, hätte Grock gesagt ...

Auch die Kölner reagierten übrigens mit erlöstem Jubel: Endlich ein frisches Gesicht in der Bütt, endlich ein neuer Redner auf den zahllosen Kölner Bühnen! Und mit 41 Jahren auch noch relativ jung ... So, und von nun an gehörte ich zum großen Karneval. 17 Jahre lang, und bis zum Schluss in derselben Aufmachung, mit der ich meine ersten Auftritte bei der Kajuja bestritten hatte: rote Pappnase, das altbekannte Markenzeichen des Narren, der wie ein unbeholfenes, kleines Kind immer wieder auf die Nase fällt und immer wieder aufsteht, dazu Hochwasserhose und dieses Doof-Hütchen, das deinen Kopf so verändert, als hättest du eine fliehende Stirn.

Und das Kölsch? Gut, es war nicht mein Dialekt. Aber ich bin Schauspieler, und als Schauspieler hat man dieses universale Millowitsch-Kölsch schnell drauf. Der richtige Kölner merkt den Unterschied natürlich sofort, und Wiki Jungeburt, der ein erlesenes Kölsch spricht, würde sagen: Jung, loset sin. Aber für meine Zwecke reicht's, und man soll mich ja auch außerhalb von Köln-Nippes verstehen.

So wird man hauptberuflicher Karnevalist. Trotz Depression. Wobei sich nach alledem die Frage aufdrängen könnte: War sie vielleicht sogar an meinen Erfolgen beteiligt, die Depression?

Auffällig ist zumindest, dass mein Durchbruch auf der Berliner Funkausstellung mit einer schweren Depression zusammenfiel. Monatelang habe ich in jenem Jahr 1995 gelitten. Auf die Idee, in die Klinik zu gehen, kam ich nicht, das Antidepressivum meines Hausarztes verschaffte mir kaum Erleichterung, und gerade zur Zeit der Funkausstellung war die Qual besonders groß. Es lief dann alles dermaßen gut – der Flug, die Live-Sendung, die Begegnung mit Dieter Steuter

–, dass ich die Depression vorübergehend wegjubeln konnte, aber kaum war ich wieder daheim, kehrte der schwarze Hund zurück. Mit anderen Worten: Der Depression war mein Erfolg zumindest egal. Die führte ihr Eigenleben in meinen Nervenbahnen, in den Kellergewölben meiner Seele. Die ließ sich auch in den euphorischsten Momenten nur kurz irritieren. Oder nährte sie sich sogar von dem, was mir ein Grund zur Freude war?

Erfolg, großer Erfolg geht jedenfalls erschreckend oft mit Depression einher. Man braucht nur im Buch der Geschichte zu blättern und wird feststellen, dass äußerer Glanz und innere Dunkelheit häufig als Paar auftreten.

Das ist keine neue Erkenntnis. Borvin Bandelow hat, wie erwähnt, den Zusammenhang zwischen Künstlerexistenz und Depression statistisch belegt nachgewiesen, aber schon lange vor ihm hat Albrecht Dürer die Vermutung ausgesprochen, Melancholie sei die typische Seelenverfassung des Künstlers. Und der schwarze Hund ist – wie gesagt – eine Wortschöpfung des englischen Dichters Samuel Johnson. Im England des 18. Jahrhunderts war dieser Mann eine Lichtgestalt, ein Gelehrter, Schriftsteller und Dichter von unerschöpflichem Einfallsreichtum und Tatendrang, Herausgeber eigener Zeitschriften, Verfasser eines Standardwerks über die englische Sprache, kurzum: einfach nicht zu bremsen – und obendrein schwer depressiv. Zeitlebens lag er im Kampf mit seiner Schwermut, wie die Depression damals hieß. Und mir geht es so: Solche Leidensgenossen zu haben, tröstet mich bisweilen. Ich fühle mich dann in guter Gesellschaft. Ich stehe staunend vor dem Lebenswerk dieser Menschen und sage mir: Dieses Werk, dieses Leben ist der Depression abgerungen – der schwarze Hund hat diese Leute nicht daran hindern können. Seine Macht ist fürchterlich, aber sie ist nicht unbegrenzt.

Ja, ich weiß. Für die Betroffenen wird das ein schwacher Trost gewesen sein, und manchmal siegt der schwarze Hund ja auch auf ganzer Linie. Ich vergesse das nicht, finde es aber trotzdem hochinteressant, sich einmal unter diesen berühmten Leidensgenossen umzusehen oder umzuhören – und will das im nächsten Kapitel tun. Denn auch, wenn man in keinem Fall von einem glücklichen Leben sprechen kann, so doch sicherlich von einem reichen, erfüllten Leben – und ist das nicht eine dunkle Form des Glücks?

13. Prominente Leidensgenossen oder: Als wäre ich ein Galeerensklave ...

Wenn Ihnen diese Namensliste lang vorkommen sollte, liegt es daran, dass der schwarze Hund ein ewiger Wiedergänger in der Geschichte der Menschheit ist. Im Übrigen ist diese Liste in Wirklichkeit kurz. Sie stellt eine kleine Auswahl dar, sie enthält hauptsächlich Berühmtheiten aus der Welt der Kunst, der Philosophie, der Theologie. Natürlich ist die Schwermut kein Privileg von Künstlern und Intellektuellen, aber das Leiden des gemütskranken Bauern, die Depression des gestressten Bankers in der Londoner City bekommt die Welt eben nicht mit. Doch ob lang oder kurz, nehmen Sie sich für diese Aufzählung Zeit. Sie werden vermutlich auf Bekannte stoßen, die Sie niemals mit Depression in Verbindung gebracht hätten.

Woody Allen
Ludwig van Beethoven
Lord Byron
Hector Berlioz
Marlon Brando
Wilhelm Busch
Winston Churchill
Robert Enke
William Faulkner
Sigmund Freud
Vincent van Gogh

Graham Green
Grock
Romano Guardini
Georg Friedrich Händel
Ernest Hemingway
Hermann Hesse
Hubert Kah
Gotthold Ephraim Lessing
Abraham Lincoln
Franz Liszt
Samuel Johnson
Martin Luther
Edvard Munch
Marylin Monroe
Napoleon Bonaparte
Friedrich Nietzsche
Edgar Allan Poe
Pablo Picasso
König Saul
Britney Spears
August Strindberg
Georg Trakl
Mark Twain
Tom Waits
Robin Williams
Amy Winehouse
Virginia Woolf

Natürlich ist hier Vorsicht angebracht. Wenn man den einschlägigen Listen im Internet Glauben schenken wollte, wäre der Kreis prominenter Depressiver noch viel größer. Zu einer solchen Flut von Depressiven kommt es aber wohl deshalb, weil man heute schnell damit bei der Hand ist, ungewöhnliche Seelenzustände aller Art auf psychische Störungen zurückzuführen. Da wird dann ein Apostel Paulus, der Visionen hatte, oder eine Jeanne d'Arc, die Stimmen hörte, rasch zum pathologischen Fall gestempelt. Deshalb vorweg, zur Warnung, eine wahre Begebenheit:

In Lindau fand ein großer psychiatrischer Kongress statt. Der Vortragssaal der Universität war bis auf den letzten Platz mit Therapeuten und Psychiatern gefüllt (eine furchtbare Vorstellung). Als der Psychiater Will Julis mit seinem Auftritt an die Reihe kam, erzählte er folgende Geschichte:

»Eine Frau hat einen Ehemann, der schwerer Alkoholiker ist, sowie mehrere Kinder. Sie verlässt ihren Mann nicht. Sie kümmert sich um Haus und Familie, sie arbeitet, sie macht nebenher sogar noch eine Ausbildung, sie hält also die ganze Familie über Wasser. Da stirbt ihr Mann. Bald darauf findet die Frau einen neuen Lebenspartner, und dieser Mann sitzt im Rollstuhl. Was«, wandte sich Julis an jeden Einzelnen im Auditorium, »sagen Sie zu dieser Frau?«

Im Auditorium war man sich innerhalb von Sekunden einig – diese Frau leidet unter dem sogenannten Helfersyndrom. Beim Vortragenden kam diese Diagnose indes schlecht an. »Wer sagt denn, dass die Frau leidet?«, konterte er. »Warum meinen Sie, die Frau sei krank? Warum sagen Sie nicht: Was für eine starke Persönlichkeit!? Was für eine tolle Frau!? Aber für Sie leidet sie unter einem Helfersyndrom ... dabei habe ich das Wort ›leiden‹ überhaupt nicht benutzt. Merken Sie sich eins (und jetzt kommt ein schöner Satz): Wenn etwas nicht kaputt ist, machen Sie's nicht ganz!«

Was lernen wir daraus? Dass Psychiater gern Defekte sehen, wo keine sind. Die obige Liste dürfte aber doch ziemlich zuverlässig sein; die Depressionen der dort aufgeführten Personen sind jedenfalls durch Zeugnisse und Selbstauskünfte verbürgt. Ich kann und will nun nicht auf jeden Einzelnen eingehen, aber ein Dutzend Schicksale möchte ich doch herausgreifen – auch als Beispiele dafür, wie man sein Leben trotz Depression bewältigen kann.

König Saul

»Der Geist des Herrn aber wich von Saul, und ein böser Geist vom Herrn ängstigte ihn.« So steht es in 1. Samuel 16, 14. In der Gestalt des Königs Saul hat die Depression einen ihrer ersten Auftritte in der Literatur. Trübsinn und eine irrationale Angst verfinstern sein Gemüt – ja, das kennt man, das kenne ich. Aber auch der Fortgang der Geschichte kommt uns vertraut vor. Saul hat nämlich das Glück, kluge Berater zu haben. Es gibt noch keine Psychiatrie, aber es gibt offenbar Leute, die sich mit Depressionen auskennen, und die raten ihm verblüffenderweise dasselbe, was die heilige Teresa von Ávila ihren schwermütigen Schwestern noch 1.500 Jahre später empfiehlt: Ablenkung, Zerstreuung.

Im Fall des Königs Saul wird ein Harfenspieler namens David engagiert, der in die Saiten greifen muss, wann immer der »böse Geist« über den König kommt (wir würden heute von Musiktherapie sprechen). Und siehe da, es hilft! Denn einige Verse weiter heißt es: »Sooft nun der böse Geist von Gott über Saul kam, nahm David die Harfe und spielte darauf mit seiner Hand. So wurde es Saul leichter, und es ward besser mit ihm, und der böse Geist wich von ihm.«

So wurde es Saul leichter ... Ja, auch das kennt man, auch das kenne ich: dieses wunderbare Gefühl, wenn es in der Seele wieder heller wird. Wie leicht es einem fällt, sich über den Abgrund von fast drei Jahrtausenden in Saul hineinzuversetzen, wenn man selbst zu den Betroffenen gehört! Nur ein Aspekt dieser Geschichte wird uns heute irritieren: die Ursache seiner Depression.

Wie wir im 15. Kapitel des Samuelbuchs lesen, ist ein Zerwürfnis mit Gott vorausgegangen. Saul war Gott ungehorsam, und seine periodisch auftretende Depression wird als Strafe dafür verstanden. In Sauls Schwermut manifestiert sich also der Zorn Gottes. Gewöhnlich holen wir unsere Erklärungen heute nicht mehr so weit her, aber – liegt sie uns wirklich so fern, die Vorstellung, dass man unter eigener Schuld zusammenbrechen und depressiv werden kann? Im Grunde wird hier doch eine psychologische, lebensgeschichtliche Ursache benannt – eigentlich kann uns das nicht befremden. Seine Depression bringt uns diesen König aus der Frühzeit des Volkes Israel jedenfalls näher, als alle seine Siege und Niederlagen es könnten. Was ich an dieser Erzählung aber besonders schön finde, ist die Moral der Geschichte, die da lautet: Die Musik ist stärker. Stärker als die göttliche Strafe. Stärker als die Depression.

Der Verfasser des 77. Psalms

Wenige Jahrhunderte nach König Saul entsteht ein ergreifender Text. Dieser Text ist um die 2.500 Jahre alt, und wer ihn liest, glaubt die Stimme eines schwer depressiven Menschen im Originalton zu hören. Jemanden, der seine Qual im Gebet mit letzter Kraft herausschreit. Ich spreche von Psalm 77. Ich zitiere den ersten Teil:

»*Ich rufe zu Gott, ich schreie,*
ich rufe zu Gott, auf dass er mich hört.
Am Tag meiner Not suche ich den Herrn,
unablässig erhebe ich nachts meine Hände,
meine Seele lässt sich nicht trösten.

Denke ich an Gott, muss ich seufzen,
sinne ich nach, dann will mein Geist verzagen.
Du lässt mich nicht mehr schlafen,
ich bin voller Unruhe und kann nicht reden.
Ich sinne nach über die Tage von einst,
ich will denken an längst vergangene Jahre.
Mein Herz grübelt, grübelt bei Nacht,
ich sinne nach, es forscht mein Geist ...«

Die klassischen Symptome einer schweren Depression. Alles ist da, der Grübelzwang, die schwankenden Gestalten quälender Erinnerungen, die Schlaflosigkeit, die Niedergeschlagenheit, die Verzweiflung, die Ausweglosigkeit. Die Seele lässt sich nicht trösten, das Vertrauen ist in seinen Grundfesten erschüttert. Auch das habe ich ja selbst erlebt. Du willst glauben, du willst im Glauben Hoffnung und Trost finden, aber es geht nicht. Der Beter des 77. Psalms hat trotzdem gebetet, so wie ich es auch getan oder wenigstens versucht habe. Und wir Nachgeborenen sind froh darüber, froh, dass er die Kraft zu diesem Aufschrei gefunden hat. Denn so können wir uns seine Stimme leihen, wenn es uns selbst dreckig geht.

Petrus

Ja, der soll als letzte biblische Figur in meinem Kabinett depressiver Prominenter auch erwähnt werden: der Jünger Simon Petrus. Gehört er überhaupt in diese Reihe? Höchstwahrscheinlich. Man geht jedenfalls heute allgemein davon aus, dass Petrus die klassischen Symptome eines Manisch-Depressiven zeigt, also jene Gemütsverfassung, die man mit »himmelhoch jauchzend, zu Tode betrübt« umschreibt. Und ausgerechnet dieser psychisch instabile Mensch bekommt die Aufgabe übertragen, die direkte Nachfolge Jesu anzutreten, also dessen Werk fortzusetzen – »Tu es, Petrus«, auf diesen Felsen will ich meine Kirche bauen ...

Na, ein schöner Fels war das. Aber so schlecht kann Petrus seine Sache nicht gemacht haben.

Martin Luther und die mittelalterlichen Mystiker

Machen wir einen Sprung ins Mittelalter, wo uns die große Überraschung erwartet: Auch und gerade die Frömmsten sind für die Schwermut anfällig. Martin Luther zum Beispiel kannte sie und nannte sie in seiner blumigen Sprache »die Gefangenschaft im Satansbad«. Was für ein treffendes Wort! Man weiß sofort, was gemeint ist: Da wirst du eingetaucht, bis dir Hören und Sehen vergeht ... im Satansbad.

Andere sprachen von der »dunklen Nacht der Gottesferne«, wenn sie sich auf ihre Erfahrungen mit der Depression bezogen. Diese anderen waren ausgerechnet die berühmtesten Mystiker des Mittelalters, Gottesmänner und Gottesfrauen, bei denen man eine tiefe, geradezu intime Gottesbeziehung voraussetzen darf. Offenbar aber waren sie für den Himmel wie für die Hölle gleichermaßen empfänglich.

Um nur drei von diesen Gequälten zu nennen: Der heilige Franz von Assisi hat sich seufzend und stöhnend durch die endlosen Stunden dieser finstersten aller Nächte gequält. Auch Johannes vom Kreuz kannte die tiefsten Tiefen der Verzweiflung. Und Teresa von Ávila riet ihren Schwestern aus eigener Erfahrung davon ab, im Zustand der Schwermut zu beten: 20 Jahre lang war sie selbst depressiv, vom 21. bis zum 40. Lebensjahr. »Ich hatte keinerlei Freude – weder an Gott noch an der Welt«, schreibt sie über diese Zeit.

Die Depression aber hatte nicht das letzte Wort in ihrem Leben. Die heilige Teresa erreichte die rettende Insel und schrieb danach den wohl schönsten Satz, der von ihr überliefert ist: »Nada te turbe, nada te espante, ... sólo Dios basta.« – frei übersetzt: Nichts wird dich betrüben und nichts dich erschrecken – Gott ist alles, Gott ist genug.

Søren Kierkegaard

Und um jetzt in die neuere Zeit zu kommen ... Søren Kierkegaard war als Theologe und Philosoph einer der originellsten Köpfe des 19. Jahrhunderts. Und nach außen wurde er dem Bild des intellektuellen, geist- und witzsprühenden Feuerkopfs auch voll und ganz gerecht: Wie Sokrates in den Straßen Athens, so trieb Kierkegaard sich in den Straßen Kopenhagens herum und begeisterte Freunde wie Fremde mit seinen geistreichen Einfällen – ein charmanter, hochintelligenter Spaßvogel.

Alles gespielt! Unter »scheinbarer Munterkeit und Lebenslust«, wie er seinem Tagebuch anvertraute, verbarg er eine schwere Depression, die ihn seit frühester Kindheit heimsuchte. »Unbeschreiblich« habe er darunter gelitten, schreibt er. Zum Verstummen aber hat sie ihn nicht gebracht. »Es kommt mir vor, als wäre ich ein Galeerensklave, zusammengekettet mit dem Tod«, heißt es an einer Stelle bei ihm. »Jedesmal, wenn das Leben sich rührt, rasselt die Kette, und der Tod lässt alles hinwelken – und das geschieht in jeder Minute.« Und an anderer Stelle klingt es wie ein Echo auf den 77. Psalm: »Das ganze Dasein ist mir verpestet, am meisten ich selbst. Groß ist mein Leid, grenzenlos; keiner kennt es, außer Gott im Himmel, und er will mich nicht trösten; keiner kann mich trösten, außer Gott im Himmel, und er will sich nicht erbarmen.« Ohne vernünftige Psychiatrie, ohne Antidepressiva wusste sich Kierkegaard immerhin bis zu einem gewissen Grad selbst zu helfen: Er gab seiner Depression einen Sinn. Er glaubte, leiden zu müssen, um dem Glück der Menschheit dienen zu können, als Philosoph. Das war seine Berufung – und offenbar die Kraftquelle für sein umfangreiches und tiefsinniges Lebenswerk.

Winston Churchill und Charlie Chaplin

Unterschiedlicher können zwei Menschen kaum sein als diese beiden: der eine nobelster Herkunft, aus höchstem englischen Adel, der andere von weit unten, aus ärmsten Londoner Verhältnissen. Zwei Dinge aber waren ihnen gemeinsam: eine schauerliche Kindheit und Jugend – als Internatszögling der eine, als Straßenjunge der andere – und die Erfahrung, dass sich der schwarze Hund nicht durch Erfolg und nicht durch Weltruhm beeindrucken lässt.

Denn extrem erfolgreich waren beide. Churchill nicht nur als Politiker, sondern auch Schriftsteller – 1953 erhielt er den Nobelpreis für Literatur – und Chaplin natürlich als Filmregisseur und Schauspieler. Wieder und wieder aber versetzte die Depression sie in den elendesten Zustand – der wortgewaltige Churchill konnte dann nur noch stottern und stammeln, der grandiose Komiker Chaplin versank in Angst und Selbstzweifeln und verstummte ganz.

In den Zwanzigerjahren des letzten Jahrhunderts begegneten sich Churchill und Chaplin auf einer Party, enthüllten einander ihr dunkles Geheimnis und schlossen einen Pakt: Wann immer der schwarze Hund einen von ihnen anfallen würde, käme der andere ihm zu Hilfe. So trafen sie sich immer wieder zu langen Spaziergängen und spielten dabei stundenlang die vielfachen Möglichkeiten des Selbstmords durch – eine Selbsttherapie, die vielleicht nur bei Engländern wirkt. Konnte Chaplin einmal nicht kommen, nahm Churchill Zuflucht zu Leinwand und Pinsel und malte Landschaften, oder er schrieb, bäuchlings auf dem Boden liegend, Briefe an sich selbst.

Was sich Chaplin in seiner Verzweiflung einfallen ließ, ist mir nicht bekannt. Aber ich weiß, dass er gegen Ende seines Lebens gefragt wurde, ob es ihn nicht glücklich mache, einer der größten Künstler und beliebtesten Menschen der Welt zu sein. »Ich?«, gab Chaplin zurück. »Ich war niemand. Mein Tramp war alles. Jeder sah in mir den Tramp. Geliebt wurde nur der Tramp!« Mit anderen Worten: Chaplin stand und litt im Schatten seines eigenen Geschöpfs, des kleinen, watschelnden Leinwandtramps. Selbst er, dieser begnadete Günstling des Glücks, hatte ein ganz geringes Selbstwertgefühl.

Hubert Kah

Erinnert sich jemand an ihn? Heute ein C-Promi, war er vor 30 Jahren ein A-Promi, nämlich einer der Hauptvertreter der Neuen Deutschen Welle – seinen Hit *Ich seh den Sternenhimmel* haben Sie vielleicht noch im Ohr. In einer der letzten Staffeln des *Dschungelcamps* ist er noch einmal aus der Versenkung aufgetaucht ... Weshalb ich ihn aber hier anführe: Hubert Kah litt zwei Jahrzehnte lang unter schwerster Depression. Sie ist schuld daran, dass er von der Spitze der deutschen Musiker sang- und klanglos verschwand. Es begann vor 25 Jahren mit furchtbaren Panikattacken auf einem Flug nach Ibiza, und es endete 2012 mit Elektroschocks. Ja, es endete. Denn diese Elektroschocks halfen. Sie waren das Einzige, was half.

Als er 2012 wieder einmal in die Psychiatrie kommt, wird er als therapieresistent eingestuft. Selbst die stärksten Antidepressiva zeigen bei ihm kaum noch Wirkung. Die Ärzte greifen zum letzten Mittel: Elektroschocks – oder wie man heute sagt: Elektrokrampftherapie (EKT). Und, na klar, gleich ist man wieder im Film, im *Kuckucksnest*, gleich sieht man wieder das qualverzerrte Gesicht von Jack Nicholson vor sich, aber – heute ist es keine Foltermethode mehr. Heute ist es eine segensreiche Heilmethode. Sie wird angewandt, wenn kein anderes Mittel mehr hilft, wenn zu befürchten ist, dass ein Patient Suizid begeht oder schlichtweg verdurstet, weil er sich nicht einmal mehr zum Trinken aufraffen kann. Wenn die Ärzte nicht mehr weiterwissen.

Vermutlich wurden Patienten den Stromstößen früher bei vollem Bewusstsein ausgesetzt. Heute geschieht es unter Vollnarkose, und nach wenigen Sekunden ist es vorbei. Von der Behandlung selbst bekommt der Patient nichts mit, aber manch einer macht nach dem Aufwachen zum ersten Mal die lang ersehnte Erfahrung, dass die Depression nachlässt oder sich ganz zurückzieht.

Wir *Kuckucksnest*-Geschädigten können da nur staunen. Aber falsch war die Idee des Elektroschocks wahrscheinlich nie, nur ihre Umsetzung. Denn durch leichte Stromstöße kann man tatsächlich das Zellwachstum im Gehirn anregen, das durch die Depression zum Erliegen gekommen ist, und dadurch wiederum bestimmte Botenstoffe in Schwung bringen. Bei Hubert Kah zeigt die Elektrokrampftherapie jedenfalls Wirkung. Sie befreit ihn aus der Hölle seiner Depression. Heute führt er ein normales Leben, wenn man davon absieht, dass sein Seelenfrieden weiterhin von Medikamenten abhängt. Als er eine Frau kennenlernte, erzählt Hubert Kah in einem Interview, habe er aus verliebtem Übermut seine Dosis reduziert. Das dunkle Loch habe sich schnell wieder aufgetan. »Ich muss verstehen, dass es ohne nicht geht«, sagt er. »So wie ein Diabetiker nicht ohne Insulin leben kann.«

Robin Williams

Und zuletzt ein Fall, aus dem hervorgeht, dass uns das Leben seine Geschichten manchmal auf grausamste Weise erzählt.

1989 produziert Hollywood einen Film mit dem Titel *Der Club der toten Dichter* – Regie: Peter Weir. Erzählt wird dort von einem Lehrer an einem strengen amerikanischen Internat, der die autoritäre, schwarze Pädagogik dieses Internats sprengt, indem er seine Schüler in die Zauberwelt der Poesie einführt. Er beweist ihnen, dass die positiven Kräfte der Literatur und der Kunst in die Freiheit führen können. Dieser Lehrer wird von dem Schauspieler Robin Williams gespielt.

In einer unvergesslichen Szene des Films steigt Robin Williams auf sein Pult und rezitiert von oben, aus der erhöhten Perspektive seines Standorts, Walt Whitmans Gedicht *O Captain, my Captain* (dessen Eingangsworte zur respektvollen Anrede für den beliebten Lehrer geworden sind). Schon diese Episode geht unter die Haut – einmal, weil Williams hier in seiner Rolle als Lehrer mit wirklich allen Konventionen dieses Internats bricht, und zum anderen, weil Walt Whitman in diesem Gedicht auf Abraham Lincoln (der übrigens auch unter Depression litt) die Freiheit in pathetischen, tief bewegenden Worten preist. Im weiteren Verlauf erfährt diese Szene aber noch eine Steigerung.

Denn natürlich kann das Treiben von Robin Williams alias John Keating nicht lange gut gehen. Dieser exotische Lehrer untergräbt mit seinen Lehrmethoden die schwarze Pädagogik des Internats, er wird deshalb entlassen. Als nun der Schuldirektor diese Nachricht triumphierend vor der Klasse verkündet – »Mr. Keating, Sie können gehen!« –, da steht der erste Schüler auf, stellt sich auf sein Schreibpult und beginnt: »O Captain, my captain! Our fearful trip is done ...«, und nun macht es ein Schüler nach dem anderen dem ersten nach, bis alle oben auf ihren Tischen stehen und im Chor rezitieren: »... the Ship has weather'd every rack, the prize we sought is won; the port is near, the bells I hear, the people all exulting ...«, bis es am Ende heißt: »Exult, o shores, and ring, o bells! But I, with mournful tread, walk the deck my Captain lies, fallen cold and dead.« Jubelt, ihr Küsten, läutet, ihr Glocken ... das Hohelied der Freiheit in einer Szene, die in die Filmgeschichte eingegangen ist.

Also: Freiheit und Befreiung. Befreiung aus dem stumpfsinnigen Kerker einer Pädagogik, die Geist und Seele blockiert. Der Film lebt von der überzeugenden Leistung des großartigen Schauspielers Robin Williams, den man hier anderthalb Stunden lang als reinste Verkörperung von Lebenslust und Freiheitsdurst erlebt. Aber was ihm im Film so wunderbar gelingt, missrät ihm in der Wirklichkeit: Den Kampf um seine eigene Seele verliert Robin Williams. In einer Phase schwärzester Depression nimmt er sich 2014 das Leben. Das Leben kann grausame Pointen schreiben ... Ich aber greife dankbar die Botschaft dieses Films auf, die ich zum Thema der folgenden Kapitel machen möchte: die andere, lichtvolle Perspektive. Die Perspektive der Freiheit.

14. Der Satz eines 2.000 Jahre alten Philosophen oder: Was ich von Herrn Epiktet lernte

So, und damit noch einmal, ein letztes Mal, zurück in die Klinik nach Neuss. Mein Arzt hatte mir also nahegelegt, ganz aus dem Karneval auszusteigen, und jetzt, liebe Leserschaft, verstehst du vielleicht, was das für mich bedeutete: nicht nur Verzicht auf Publicity, auf Applaus im Stundentakt und ein Köfferchen voller Schecks – vor allem Abschied von einem Lebensinhalt, an dem ich trotz Druck und Stress mit Leib und Seele hing.

Auf der anderen Seite aber war da die große Erleichterung, als dieser Abschied plötzlich realistisch erschien und dann Wirklichkeit wurde. Vor mir tat sich ein Weg in die Freiheit auf, ein Fluchtweg, auf dem sich meine Seele in Sicherheit bringen konnte. Die Erfahrung, dass das Unerwartete eintrifft und das Unmögliche möglich wird, zähle ich zu den konkreten Hoffnungsschüben jener Tage. Ich bin meinem Management deshalb genauso dankbar für sein Entgegenkommen wie meinem Arzt für die behutsame Hartnäckigkeit, mit der er mich auf diesen Weg gebracht hat.

So setzt sich aus vielen Mosaiksteinchen allmählich ein Bild meines Klinikaufenthalts zusammen, und wenn ich meine Erfahrungen bis hier hin resümieren sollte, würde ich sagen: Mit meinem Medikament kam ich bestens zurecht, der

Tagesrhythmus tat mir gut, die Leute auf der Station waren nett, der äußere Druck war fort – und nach ein paar Wochen war mir, als käme ich nach Hause. Als würde ich die vertrauten Dinge, die mir fremd geworden waren, nun wiedererkennen und mit mir selbst in Verbindung bringen. Als würde mein zersplittertes Leben sich wieder zu etwas Ganzem und Heilem zusammenfügen. Ein Zeichen dafür war, dass ich nach 14 Tagen bereits das Wochenende daheim verbringen durfte.

Von da an packte ich freitagsabends meinen Koffer, verließ den geschützten Raum der Klink, machte mich auf den Weg nach Wipperfürth und trat sonntagsabends wieder die Rückfahrt nach Neuss an. Und siehe da – allein die Tatsache, dass es diesen Ort gibt, diesen Ort, an dem dir geholfen wird, wo du jederzeit hingehen kannst, wenn der schwarze Hund sich wieder losreißt, allein dieses Wissen: Ich bin der Depression nicht länger hilflos ausgeliefert – schon dieses gab mir Kraft. Mit anderen Worten: In der Geschichte meiner Depression gab es zum ersten Mal eine tröstliche Gewissheit – auch das fällt unter die konkreten Hoffnungsschübe.

Letztendlich verdankt sich der Heilungserfolg natürlich immer einem Gesamtpaket aus medizinischen und therapeutischen Maßnahmen, und mit den Wochen wurde ich wirklich zunehmend ruhiger, gelöster und froher. Es war eben, wie es oft im Leben geht: Das, wogegen man sich lange mit Händen und Füßen gewehrt hat, stellt sich am Ende als das einzig Richtige heraus ... Und deswegen, liebe Leidensgenossen: Wenn sich die schwankenden Gestalten wieder nähern sollten, dann tut diesen Schritt! Geht in die Klinik! Lasst euch von einem Familienangehörigen bei der Hand nehmen und zu dem Ort bringen, an dem euch geholfen wird. Und macht euch keine Gedanken. Man kann jederzeit dort auftauchen, selbst unangemeldet, und verbringt dann schlimmstenfalls eine Nacht auf dem Flur – auch mir ist das passiert, weil alle Zimmer belegt waren (und offen gesagt, es war mir schnurzegal). Lassen Sie mich noch einmal den Ausruf der alten Dame im Garten meiner Klinik in Erinnerung rufen: »Ach, dass diese Hölle nicht mehr in mir wütet! Wenn doch nur alle wüssten, wie schön es in der Psychiatrie ist!« Ja, kann ich ihr nur beipflichten – hätte ich diesen Schritt doch bloß früher gemacht, es wäre mir viel erspart geblieben ...

Und damit komme ich zu dem Punkt, den ich bisher ausgespart habe. Dem Punkt, an dem mir am meisten liegt, weil er mein Leben und Denken verändert hat, dem ich deshalb viel Platz in diesem Buch einräumen werde. Es ist der psychologische Aspekt meiner Depression oder eigentlich: der philosophische.

Schön, am Ende der zwei Monate, die ich in der Klinik verbrachte, ließ mich der schwarze Hund wieder schlafen, ich war auch wieder froh und munter, so weit war alles gut, aber geheilt war ich noch nicht. Weitere anderthalb Jahre noch habe ich deshalb die Therapie fortgesetzt und regelmäßig meinen Arzt und Psychotherapeuten in Neuss aufgesucht, zunächst in einem wöchentlichen, dann zweiwöchentlichen, schließlich monatlichen Rhythmus.

Natürlich hatte meine Psychotherapie schon in der Klinik eingesetzt. Da gab es die bekannten Gruppengespräche, von guten Therapeuten geleitet, und es tat mir schon gut, von meinem Mitpatienten zu erfahren: Was du an erschreckenden Symptomen an dir selbst festgestellt hast, ist für das Krankheitsbild der Depression ganz normal. Erleichtert stellte ich fest, dass ich mit meinem Leid nicht allein auf der Welt war, dass es anderen ganz ähnlich ging. Wichtiger aber, viel wichtiger war für mich das tägliche Gespräch unter vier Augen mit meinem Arzt.

Was da vor sich ging, war keine Psychoanalyse. Man nennt es ressourcenorientierte Psychotherapie, und einen kleinen Einblick in die Vorgehensweise meines Arztes habe ich ja schon vermittelt, als von unserem Gespräch über meine berufliche Belastung die Rede war. Ich will diese Methode aber noch etwas ausführlicher beschreiben.

In der ressourcenorientierten Psychotherapie setzt man beim Lebensumfeld an und fragt sich: Was ist hier belastend? Was kann man konkret unternehmen, um diese Belastung zu reduzieren oder womöglich ganz aus der Welt zu schaffen? – nach dem sympathischen Motto: Wir sind nicht auf der Welt, um uns zu quälen. Natürlich werden dabei auch die Familienverhältnisse unter die Lupe genommen – was tut dir da gut, was nicht? In vielen Fällen aber fällt der Beruf noch stärker ins Gewicht. Wenn du morgens schon mit dem Gedanken aufstehst: Muss ich wieder in diese Tretmühle ... Hätte ich es nur schon hinter mir ..., dann stimmt natürlich etwas nicht. Ein guter Therapeut weiß Möglichkeiten, wie man hier Stress abbauen – und zunächst einmal den Widerstand des Patienten brechen kann, denn mit meinen Einwänden, meinen Bedenken war ich ja beileibe kein Einzelfall, da sehen die meisten schwarz, da heißt es nur allzu oft: »Das geht gar nicht! Das wird eine Katastrophe!« – »Nein, wird es nicht.« – »Doch.« – »Nein, wird es nicht ...« – bis sich zum größten Staunen des Patienten jene Wendungen ereignen, von denen ich selbst eine erlebt habe.

Also, alle Bereiche deines Lebens werden durchleuchtet und nach Faktoren abgesucht, die dich belasten und überfordern, um dann nach Möglichkeiten zu forschen, die äußeren Auslöser der Depression unschädlich zu machen. Aber es gibt ein Gebiet, das für die dauerhafte Genesung noch entscheidender ist: das Gebiet deiner Gedanken, deiner Lebenseinstellung, deiner Perspektive. Mit anderen Worten: das große Gebiet der inneren, seelischen Auslöser. Und hier gab es bei mir viel zu tun.

Was meine Lebensumstände anging, hatten wir die erlösende Formel gefunden. Der Abschied vom Karneval-im-Dauerstress hatte sich als möglich herausgestellt und war mittlerweile beschlossene Sache – dadurch war der äußere Druck von mir genommen. Aber der Arzt weiß natürlich: Selbst wenn er dir sämtliche Steine aus dem Weg räumt, in der Angststruktur steckst du nach wie vor drin, und daran muss sich als Nächstes etwas ändern. Meinem Arzt stellten sich jetzt also Fragen wie diese: Wie ist der Willibert Pauels gedanklich gestrickt? Wie können wir verhindern, dass er wieder und wieder in die Angstfalle tappt? Wie können wir gewissermaßen einen Filter einbauen, der die schwarzen Gedanken aufhält? Wie lässt sich, kurz gesagt, sein Denken so ausrichten, dass es nicht mehr in die Dunkelheit führt, sondern ins Freie, Weite und Helle?

Denn das wurde schnell klar: Mein Denken war geprägt von einem Zug, der in die Enge und ins Dunkle führt. Und dieser fatale Hang lag nicht an den Botenstoffen, der hatte sich in langen Jahren herausgebildet, den hatte ich mir im Laufe der Zeit angewöhnt und wahrscheinlich schon früh damit begonnen. Ich selbst war es, der mich in die Enge trieb, und jetzt kann, jetzt muss natürlich noch einmal die Frage gestellt werden, die sich früher schon aufgedrängt hat: War vielleicht doch die kleine, katholische Welt meiner Kindheit und Jugend daran schuld? Lag es eben doch an einer Überdosis Mondo piccolo cattolico?

Ich werde später auf diese Frage ausführlich eingehen, für den Augenblick deshalb nur so viel: Ja, da ist etwas dran. Um noch einmal Ulla Hahn mit ihrer Einschätzung der Fünfzigerjahre zu zitieren ... Dieses stabile Gebäude aus festen Regeln und sauberen Einteilungen, Einteilungen in Gut und Böse, in Gottgefällig und Nichtgottgefällig, es gab zwar Halt, aber es war auch eng und stickig, dumpf und düster darin. Das fiel mir in der Klinik nicht zum ersten Mal auf. Es hatte früher schon Menschen gegeben, die mich auf diesen Punk hingewiesen hatten: dass meine Panik nicht von außen kam, sondern von innen, weil ich aus diesem Raum der festen Regeln und sauberen Einteilungen nicht herausfand. Weil ich mit einer Strafe rechnete, sobald ich einen Schritt nach draußen tun würde. Weil dieser Schritt Sünde gewesen wäre und ich dafür in die Hölle kommen würde. Weil … aber wie gesagt, ich werde darauf zurückkommen. Bei mir hatten sich jedenfalls die biologischen Ursachen und dieses ängstliche, klaustrophobische Denken immer wieder gegenseitig hochgeschaukelt. Jetzt galt es, dieser Neigung zum Düsteren auf eine gründliche und systematische Art beizukommen, nachdem die biologische Ursache beseitigt war.

Und wie mit meinem Medikament, so hatte ich auch mit meinem Therapeuten Glück. Gleich auf den richtigen zu treffen, ist nämlich keineswegs selbstverständlich und im Zweifelsfall klein beigeben nicht ratsam. Sollte man den Eindruck gewinnen, dass die Therapie nichts bringt, weil die Chemie nicht stimmt, muss man den Mut haben, den Therapeuten zu wechseln; da darf man nicht aufgeben. Leicht zu erreichen sollte er allerdings sein, denn wenn man lange »Pilgerreisen« zu seinem Therapeuten unternehmen muss, kann ein unerwünschter Effekt eintreten: Man selbst fühlt sich als kleines Würstchen und neigt als solches dazu, den Therapeuten zu glorifizieren.

Nun, ich hatte das große Glück, mit meinem Arzt in der Klinik auf Anhieb an einen ausgezeichneten Therapeuten zu geraten, einen, der in der Lage war, mir auch den philosophischen Aspekt meiner Krankheit zu vermitteln. Da ich nun selbst an Philosophie immer rasend interessiert war, fielen seine Einsichten bei mir auf fruchtbaren Boden, und die entscheidende Einsicht lieferte ein Satz des antiken Philosophen und Stoikers Epiktet (50–138 n. Chr.). Sein ganzes Denken hatte sich um das große Thema der inneren Freiheit und der moralischen Autonomie gedreht, und der Satz, den ich meine, lautet: »In den allermeisten Fällen sind es nicht die Dinge, die dich unglücklich machen, sondern die Art und Weise, wie du die Dinge *siehst*.« Also deine Perspektive. Das Licht, in dem du die Dinge und Umstände betrachtest.

Die Aufgabe, die sich mir stellte, lässt sich folglich so formulieren: Verändere deine Perspektive! Richte deine Gedanken neu aus! Trainiere ein Denken, das aus dem Tunnel deiner trüben Weltsicht hinaus ins Licht und in die Weite führt! Es sind nicht die Dinge, die dein Grübelzwang wieder und wieder in deinem Kopf durchkaut, es ist deine Einstellung zu den Dingen. Wechsele deine Perspektive, und dein Grübelzwang hat nichts mehr zu kauen. Nur – wie wechselt man seine Perspektive?

Nehmen wir ein Beispiel.

Der Psychiater Steve de Shazer rät seinen Kollegen dazu, sich in der Therapie depressiver Patienten nicht allzu lange bei ihren schwarzen Gedanken aufzuhalten. Statt nachzubohren, womit sich diese Menschen genau herumquälen, sollten sie ihnen besser einen Ausweg aus der vermeintlichen Ausweglosigkeit eröffnen – zum Beispiel durch die Frage: Sagen Sie mal, wie halten Sie das eigentlich aus? Das Wie und das Warum kauen diese Patienten ja schon unentwegt für sich selbst durch, jetzt aber geht es darum, ihr Augenmerk anderswo hinzulenken, nämlich auf jenen hellen Schimmer am dunklen Horizont ihres Lebens, den sie bislang übersehen haben.

Mit der erwähnten Frage werden sie also auf eine Gedankenspur gesetzt, auf der sie in einem rasend schnellen Scan ihr Leben durchgehen und nach Momenten suchen, die ihnen die Kraft geben, diese Qualen zu ertragen. Und erfahrungsgemäß gibt es da immer etwas. Ob es die Erziehung ist, die einen gelehrt hat durchzuhalten – man nimmt sich eben nicht das Leben –, oder ob es die wenigen Stunden in der Woche sind, wo das Enkelkind zu Besuch ist – irgendetwas findet sich immer, irgendetwas Helles, irgendeine kleine Insel in diesem Meer der Angst. Und dieser bisher übersehene Hoffnungsschimmer kann zum Ansatzpunkt für eine Therapie werden.

So funktioniert das also. Die Perspektive wechseln, das heißt: der alten, eingefahrenen Logik den Gehorsam verweigern und den anstürmenden Gedanken eine neue Richtung geben. Einfach abschalten kann man sie ja nicht, und von sich aus streben sie unaufhaltsam dem Abgrund zu; wenn man jedoch die Weiche rechtzeitig umlegt, ändern sie ihren Kurs und bewegen sich auf jene Regionen zu, die im Sonnenlicht liegen.

Und das kann man üben. Das muss man auch üben, anders geht es nicht. Theoretisches Wissen hilft da nicht. Man muss es regelrecht trainieren, und mit diesem Training begann für mich der zweite Teil des Heilungsprozesses.

15. Eine Zahnlücke, ein Papst und ein Teppich oder: Jeder guckt hin, alle finden mich hässlich

Als Karnevalist und Büttenredner hätte ich eigentlich mit dem Wechsel der Perspektive vertraut sein müssen. Da erzählt man ja eine Unmenge von Witzen, und jeder Witz funktioniert nach demselben Muster: Mit der Pointe nimmt er eine plötzliche Wendung ins Komische, Verrückte, Skurrile. Auf jeden Fall ins Befreiende. Mit anderen Worten: Ein Witz funktioniert nur dann, wenn in der Pointe eine andere Perspektive zur Geltung kommt. Nehmen Sie nur folgenden Witz:

Ein evangelischer Theologe, ein katholischer Theologe und ein Rabbi mit seiner Frau sitzen in einem Eisenbahnabteil, und die beiden Theologen geraten in einen heftigen Streit über die bedeutsame ethische Frage: Wann beginnt das Leben? Das muss man ja wissen, wenn man es schützen will.

Für den Katholiken ist klar: »In dem Augenblick, wo Samenzelle und Eizelle miteinander verschmelzen, haben wir es mit Leben zu tun, da gibt es gar keine Diskussion. Denn das ganze Programm ist damit schon festgelegt, und wenn ich eine befruchtete Eizelle zerstöre, zerstöre ich Leben! Basta!«

»Nein«, sagt der Evangelische, »was reden Sie für einen Unsinn? Was meinen Sie, wie viele befruchtete Eizellen nicht zu Leben führen! Die Eizelle muss sich erst einmal einnisten, und es dauert Tage, bevor man von Leben sprechen kann.«

Das lässt der Katholik natürlich nicht gelten. Ein Wort führt zum anderen, es geht hin und her – nein, doch, nein, doch –, fast kriegt man sich in die Haare, bis ihr Blick auf den Rabbi fällt, der ganz ruhig da sitzt. »Jetzt aber, Herr Kollege«, sagen sie, »jetzt aber mal Butter bei die Fische. Wann beginnt das Leben?« Und der Rabbi entgegnet, nach einem kurzen Seitenblick auf seine Frau: »No, meine Frau und ich, wir sind uns einig: Das Leben beginnt, wenn die Kinder aus dem Haus sind und der Hund tot ist ...«

Herrlich. Raus aus der theologischen Perspektive und rein in die lebenspraktische Perspektive, womit der Streit entschärft und die beiden Kontrahenten entwaffnet sind. Ja, und natürlich kenne ich das, natürlich weiß ich das, und nicht nur bei Witzen ist mir der Perspektivwechsel vertraut. Ich bin ja kein Anfänger in Sachen Depression. Ich wusste schon lange von solchen Methoden, etwas bei sich selbst zu ändern. Aber – mit dem Kopf verstehen und mit dem Herzen annehmen, das ist zweierlei. Und wenn du eine depressive Grundstruktur hast, bist du der Letzte, dem es ohne fremde Hilfe gelingt, die Richtung seiner Gedanken zu beeinflussen. Also brauchst du einen Arzt beziehungsweise einen Lehrer, einen Trainer.

Es gibt ja, grob gesprochen, zwei Arten von Therapie: eine analytische und eine praktische. Die ressourcenorientierte Methode geht den praktischen Weg, von dem ich, wie gesagt, sehr viel mehr halte. Und sicherlich kann man da auch selbst und für sich allein etwas machen. Literatur, Poesie und Musik sind Dinge, die deine Gedanken mit der Zeit automatisch in eine andere Richtung lenken können, sodass sie nicht mehr ins Dunkle gehen, sondern in die Helligkeit und ins Weite schweben. Mir hat es jedenfalls geholfen, mich tagtäglich, wie in einem Ritual, mit Texten zu beschäftigen, die mir einen Weg ans Licht eröffnen. Oder du suchst dir Gesprächspartner, kluge Gesprächspartner, die gleich merken: Jetzt läuft es bei ihm schon wieder in diese fatale Richtung ... Jetzt gibt der Willibert Pauels schon wieder seinem Hang zum Katastrophalen nach ...

Aber in der Anfangszeit brauchst du fachmännische Hilfe. Brauchst du einen Experten für Perspektivenwechsel, und der sollte besser kein geheimnisumwitterter Guru sein. Wenn es von ihm heißt: »... also wirklich, der Mann, der ist genial, der schaut dir in die Augen, und schon weiß er ...«, dann ist Vorsicht geboten. Was dir helfen kann, wird in jedem Fall mühsam und langwierig sein, und deshalb war ich beruhigt, als mein Arzt mir sagte: »Herr Pauels, ich bin kein Guru. Ich bin im besten Fall so etwas wie ein Trainer. Dieses Tal der Tränen können Sie nur auf Ihren eigenen zwei Beinen verlassen. Aber ich nehme Sie bei der Hand. Sie kennen den Weg nicht, ich werde Sie führen. Aber hinaustragen kann ich Sie nicht, gehen müssen Sie selbst.«

Und das kann eben dauern. Das Geheimnis einer guten Pädagogik ist Wiederholung. Was sich verfestigen soll, muss trainiert und ein ums andere Mal wiederholt werden. In meinem Fall waren es anderthalb Jahre, in denen ich regelmäßige Gespräche mit meinem Arzt geführt habe, und mein Training ist längst nicht abgeschlossen. Es wird sich vielleicht nie abschließen lassen. Doch wie alles, was Wert hat, muss auch dieses Vermögen wachsen, es muss reifen, und das braucht seine Zeit.

Ich will nun nicht in die Details meiner Therapie gehen. Der Satz des Epiktet musste auf meinen speziellen Fall angewendet werden, deshalb wurden immer wieder konkrete Ängste angesprochen und zwanghafte Gedankenfolgen bloßgelegt, und wenn ich wieder einmal schwarz sah, bewies mir mein Arzt, dass ich nicht richtig hingeguckt hatte. Was aber da im Einzelnen besprochen wurde, geht niemanden etwas an, ist auch lange nicht so erhellend wie etwa jene beiden Begebenheiten, die ich jetzt erzählen möchte. An ihnen lässt sich nämlich wunderbar zeigen, welche erstaunliche Wirkung ein Perspektivwechsel haben und was man dadurch in Bewegung setzen kann.

Als Erstes eine Geschichte von Milton H. Erickson, einem weiteren berühmten Psychiater und Psychotherapeuten. Eine wahre Geschichte, wie er beteuert, und man möchte es gern glauben. Hier ist sie:

Es kommt eine Frau zu ihm, die so verzweifelt ist, dass sie sich das Leben nehmen will. Im Gespräch stellt sich heraus: Seit ihrer Kindheit findet sie sich hässlich und ist mit dem Gedanken aufgewachsen, aus diesem Grund auch nicht liebenswert zu sein – insbesondere wegen einer körperlichen Auffälligkeit: Zwischen den Schneidezähnen prangt, unübersehbar, eine Zahnlücke. »Meine Zahnlücke ist schuld«, sagt sie. »Jeder guckt dahin, jeder findet mich deswegen hässlich, und am übelsten spielt mir ein Arbeitskollege mit. Ich weiß ganz genau – sobald ich ihm den Rücken zuwende, lästert er über mich hässliche Vogelscheuche ab.«

Erickson fragt nach, sie bleibt dabei. »Ja, das weiß ich. Das ist ein Ekeltyp.« Darauf Erickson: »Dann machen wir jetzt einen Deal. Sie bringen sich noch nicht um – versprechen Sie mir das?«

»Okay.«

»Gut. Wir geben uns jetzt sagen wir mal zwei Monate Zeit. Üben Sie zu Hause, durch Ihre Zahnlücke zu spucken. Und zwar so zielsicher, dass Sie damit im Zirkus auftreten können. Und wenn Sie das können, wenn Sie wirklich treffsicher sind, dann spucken Sie diesem Typen durch Ihre Zahnlücke an die Stirn, wenn Sie ihn das nächste Mal am Kopierer treffen.«

Die Frau ist von den Socken. Was soll das?

»Machen Sie mal.«

Zum nächsten Termin erscheint sie nicht. Erickson hat damit gerechnet. Einige Zeit später forscht er nach und erfährt: Sie hat sich nicht das Leben genommen. Und Jahre später erhält er einen Brief. Da schreibt ihm eben diese Frau sinngemäß: »Herr Doktor, was ich nicht für möglich gehalten hätte, was Sie aber wahrscheinlich erahnt haben: Mein Arbeitskollege hat gar nicht gelästert. Im Gegenteil, er fand mich nett, war aber zu schüchtern, mich anzusprechen. Sein seltsames Verhalten war meiner Panik und seiner Schüchternheit geschuldet. Ich habe mich an Ihren Rat gehalten. Die Situation war dermaßen absurd ... Er fragte, was das sollte, und da kam alles raus, dass ich Patientin bei einem durchgeknallten Psychiater bin, und auch weshalb, nämlich wegen meiner Zahnlücke und meiner Hässlichkeit ...« Kurz und gut, der Mann fand sie gar nicht hässlich, und wie in einem kitschigen Hollywoodfilm haben die zwei dann auch geheiratet. »Wir sind ein Paar geworden«, schrieb sie, »und schauen Sie sich das Foto an, das ich beigelegt habe (ein Foto ihrer Familie) – heute haben wir drei Kinder, ... and look: two oft them are *blessed with a gap;* und zwei von ihnen sind mit einer Zahnlücke gesegnet.«

Hier geht es also um die Wunder, die eine Änderung der Perspektive bewirken kann. Aus hässlich wird schön, aus Gehässigkeit wird Liebe, je nachdem, wie ich die Szene beleuchte. Wir wissen das ja selbst, aus eigener Erfahrung – wie viele Katastrophen haben sich im Nachhinein schon als Segen herausgestellt ... Ohne den seltsamen Vorschlag von Erickson wäre aus den beiden vermutlich nie etwas geworden, und von allein wären sie nicht auf die Lösung gekommen. Das meine ich, wenn ich sage: Man braucht einen Lehrer oder Trainer.

Es sei denn, man heißt Angelo Giuseppe Roncalli alias Johannes XXIII.

Eines der schönsten Beispiele für die heilende Kraft der anderen Perspektive verdanken wir jenem Papst, der uns durch seine Wesensart die besten Geschichten aus dem Bereich der Kirche geschenkt hat. Folgende wahre Geschichte ereignete sich vor der Zeit seines Pontifikats, als Roncalli noch Erzbischof und Patriarch von Venedig war.

Vorausgeschickt sei die Bemerkung, dass man als Bischof auch Chef ist, was die unangenehmen Pflichten eines Vorgesetzten einschließt. Chef zu sein, ist eine Versuchung und kann, je nach Charakter, zu einer großen Belastung werden. Man kommt eben nicht umhin, Entscheidungen zu treffen, und in Entscheidung steckt das Wort scheiden. Scheiden tut weh. Angelo Roncalli allerdings hatte dieses Problem auf seine Weise gelöst. Von ihm stammt der Satz: *Meine Autorität erhalte ich dadurch, dass ich nichts befehle.* Und nun das Anschauungsbeispiel dazu:

Als Bischof von Venedig musste er sich eines Tages um einen schwierigen Fall kümmern. Einer seiner Priester vernachlässigte sträflich die Aufgaben eines Pfarrers in seiner kleinen Gemeinde. Der Grund dafür war bis zum Bischof gedrungen, nämlich schwerer Alkoholismus. Jetzt war die Sache nicht mehr hinauszuschieben, und Roncalli machte sich auf den Weg, denn so etwas muss im Gespräch geklärt werden. Er zitierte den Sünder also nicht in sein Amtsgebäude, er fuhr selbst hin. Und so hielt das schwere Auto des Bischofs vor dem Pfarrhaus des Säuferpriesters.

Bischof und Chauffeur stiegen aus und klingelten an der Pfarrhaustür. Sie wurde von einer mürrischen Haushälterin geöffnet.

»Ja, bitte?«

»Liebe Frau, wir wollen Don Alessandro (nennen wir ihn einmal so) sprechen.«

»Der ist nicht da.«

»Wo mag Don Allessandro sein?«

»Na, wahrscheinlich, wo er meistens ist. In der Kneipe.«

Die beiden fuhren zur Dorfkneipe, wo man ihr Kommen bemerkte und die Situation richtig einschätzte. Als der Bischof die Schankstube betrat, war von dem Pfarrer jedenfalls nichts zu sehen, und die Anwesenden zuckten die Achseln.

»Leute, lügt mich nicht an«, sagte Roncalli. »Ich sehe doch seinen Priesterhut dort hängen.«

»Im Hinterzimmer«, hieß es daraufhin.

Der Bischof öffnete die Tür, ging ins Hinterzimmer und schloss die Tür wieder hinter sich. Da stand Don Alessandro wie ein geprügelter Hund mit gesenktem Kopf, in Erwartung einer Strafpredigt. Roncalli ging auf ihn zu.

»Don Allessandro, schau mich an«, sagte er.

»Ja?«

»Ich bin gekommen, um bei dir zu beichten ...«

Und das tat Giuseppe Roncalli. Er neigte sich vor dem Säuferpriester und beichtete ihm seine Sünden. Sicherlich wird anschließend ein klärendes Gespräch stattgefunden haben, sicherlich werden Entscheidungen gefällt worden sein, aber – welches Beispiel für die Änderung der Perspektive! Im entscheidenden Moment schaut Angelo Giuseppe Roncalli nicht aus der Höhe des Bischofs auf den Übeltäter herab, sondern erlaubt diesem, aus der Höhe des Priesters auf ihn als Sünder zu schauen. Eine Lektion, selbstverständlich, aber eine christliche Lektion, eine, die den anderen nicht demütigt, sondern an seine Würde erinnert. Der Chef, der Herr, der Boss macht sich klein, damit der Armselige und Kranke Gelegenheit bekommt, die Größe seines Menschseins und seines Amtes zu spüren!

Ich kenne übrigens kaum ein besseres Beispiel dafür, wie man das ins Bild setzen könnte, was wir zu Weihnachten feiern. Das Große macht sich klein, damit das Kleine groß werden kann. Du, Mensch, sagt dieses Bild, hast eine Würde, und keine Krankheit, keine Sünde, keine Schwäche kann dir diese Würde nehmen. In diesem Augenblick im Hinterzimmer einer Dorfkneipe begegnet man wirklich dem innersten Wesen und Kern unserer Religion.

Wir haben uns hier einer Wahrheit genähert, auf die ich später ausführlicher eingehen werde, wenn es um Religion und Karneval geht. Wir sind in diesem Kapitel nämlich nicht zufällig vom Witz auf die Religion gekommen. Denn wie der Witz – und die Begebenheit mit der Zahnlücke enthält ja ebenfalls ein Element des Witzes – arbeitet auch die Religion mit Pointen, die ihrerseits nur durch den Wechsel der Perspektive funktionieren. Um das zu verdeutlichen, eine letzte Geschichte, diesmal aus der islamischen Welt.

Was man heute leicht vergisst und was das aktuelle Erscheinungsbild des Islam leider vollkommen überdeckt: Auch im Islam gibt es eine großartige spirituelle Tradition, und auch dort begegnet man dem Perspektivwechsel. So lautet zum Beispiel ein islamischer Spruch: »Unser Leben ist ein Traum, und wenn wir sterben, erwachen wir.« Dieser Satz feuert eine regelrechte Breitseite gegen die herkömmliche Logik ab: Der Tod als ein Erwachen in die Fülle – man kann es also auch so sehen, man muss sich dafür nur um 180 Grad drehen. Und jetzt zu meiner kleinen Geschichte:

Jemand – ist es der Prophet? – geht durch die Straßen einer Stadt und sieht aus einem der Fenster ein großes Tuch heraushängen. Es ist gemustert, aber wie! – Ein wirres Durcheinander bunter Fäden bietet sich dem Auge, alles ohne Sinn und Verstand miteinander verwoben. Unser Passant stutzt. »Was ist das für ein verrückter Lappen?«, fragt er den Besitzer, der am Fenster steht. »Das ist ein Teppich«, erhält er zur Antwort. »Nur – was du siehst, ist die falsche Seite. Es ist die

Unterseite.« Dann wendet er seinen Teppich, und ein Muster von erlesener Schönheit kommt zum Vorschein. Aus einem sinnlosen Gespinst ist buchstäblich im Handumdrehen ein Kunstwerk geworden ... Wie sagt Epiktet? Es sind nicht die Dinge, die uns bedrücken, sondern die Art, wie wir sie sehen.

16. Mein wunderbarer Vater oder: Drachen darf man nicht töten

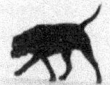

Das Problem ist natürlich: Weite kann auch Haltlosigkeit bedeuten, Licht kann einen auch blenden. Denken wir noch einmal an Ulla Hahns Satz: Die Fünfzigerjahre waren eng, gaben aber auch Halt ... Weite und Helligkeit stellen folglich auch immer eine Herausforderung dar, sie machen das Leben nicht unbedingt leichter. Und bei aller Freude über den Gedankenflug in lichte Höhen darf man sich nicht vormachen, es ginge ganz ohne Bodenhaftung, ganz ohne Verankerung in festen Beziehungen, seien sie ideeller oder menschlicher Natur.

Das Lebensklügste wäre also, das zu beherzigen, was der Rheinländer in einem seiner weisen Sinnsprüche folgendermaßen auf den Punkt bringt: Man soll nix üwwerdriewe (übertreiben). Das heißt: Im Idealfall schaffst du es, eine Balance zu finden zwischen den Regeln und Prinzipien, die dein Leben in der Spur halten, und der inneren Freiheit, die dich darüber schweben lässt.

Wer hätte das besser wissen müssen als ich?! Und zwar von Kindheit an! Denn Wipperfürth mag klein, katholisch und weltanschaulich ziemlich kompakt gewesen sein – dennoch war mir ein Vorbild für Souveränität und Lebensklugheit mit auf den Lebensweg gegeben worden, um nicht zu sagen: ein Paradebeispiel für die Kunst des Perspektivwechsels. Dieses Geschenk war mein herzensguter Vater. Bei aller Prinzipienfestigkeit wusste er intuitiv, welche Perspektive die Dunkelheit erhellt, welcher Blick auf die Welt tröstlich und heilsam wirkt, und deshalb zunächst ein paar Worte zu meinem Vater, bevor ich meine eigene Jugend noch einmal aufrolle, und diesmal unter einem nichtkarnevalistischen Aspekt.

Ich hatte von der ersten Klasse an Latein. Es muss also in der Sexta oder Quinta gewesen sein, dass ich eine der ersten Lateinarbeiten vollständig versemmelte. Nicht unbedingt, weil ich zu dumm war, sondern weil mir eine Eigenart des Lateins damals zu schaffen machte (und bis heute macht): Es ist keine Sprache des Gefühls und der Fantasie, sondern der kalten Logik; im Grunde genommen Mathematik als Sprache. Ich hatte also den lateinischen Text nach Gefühl übersetzt – na toll. Das Ergebnis war niederschmetternd genug, aber dazu kam die Grausamkeit meines Lehrers.

Der Mann hatte die Angewohnheit, die Hefte mit den Klassenarbeiten bei der Rückgabe nach Noten zu ordnen. Die beste Arbeit lag obenauf und wurde als erste zurückgegeben. Als Schüler wusste man also: Je länger es dauert, bis dein Name aufgerufen wird, desto schlechter ist deine Arbeit ausgefallen.

Und mein Name fiel nicht. Der Stapel der sogenannten Friedrich-Wilhelm-Hefte wurde kleiner und kleiner, und mein Name fiel immer noch nicht. Bis nur noch ein Heft übrig war. Da fiel mein Name.

»Pauels, sechs.« Und das kam mit einer derartigen Schärfe und Verachtung aus seinem Mund, als wollte er in Wirklichkeit sagen: Pauels, was bist du für ein Versager, was bist du für ein Nichts.

»Pauels, sechs.«

Auf dem Weg nach Hause wurde mein Gang immer langsamer. Einige Häuser vor meinem Elternhaus hatten Rieseners ihre Bäckerei, und dort blieb ich stehen, dort schaute ich traurig und verloren ins Schaufenster, als sich eine schwere Hand auf meine Schulter legte. Die Hand meines Vaters. Und mein Vater, der selbst Lehrer war, bemerkte gleich, dass ich Kummer hatte.

»Willibert, bist du traurig?«
»Ja, Papa.«
»Was ist denn los?«
»Wir haben die Lateinarbeit wiedergekriegt (schluchz).«
»Ach ... haste 'ne schlechte Note?«
»Ja.«
»'ne Fünf?«
»Nee, 'ne Sechs.«
»Sechs?«
»Ja.«

Und dann sagte mein Vater wortwörtlich: »*Willibert, is nich schlimm. Die Sechsen müssen auch geschrieben werden. Stell dir mal vor, keiner schreibt eine Sechs. Da wären die Sechsen traurig.*«

Man stelle sich vor: Der Herr Lehrer gab mir das Gefühl, mit meiner völlig vermasselten Klassenarbeit sogar etwas Gutes getan zu haben! Aber so war mein Papa. Seine Sicht auf die Welt war so christlich, wie ich es bei anderen kaum je erlebt habe.

Meine Mutter war strenger, sie war für einen Wechsel der Perspektive nur sehr begrenzt zu haben. Was gewiss auch nicht verkehrt war, denn natürlich war ich ein fauler Sack – man kann doch Latein nicht ohne Kenntnis der Grammatik übersetzen! Ich hätte viel mehr üben müssen. Diesbezüglich hielt meine Mutter mit ihrer Meinung auch nicht hinter dem Berg.

Die Regeln sind wichtig, wohl wahr. Aber wichtiger ist, was mein Papa mich mit seiner souveränen Sicht der Dinge lehrte – nicht nur in jenem traurigen Moment vor dem Schaufenster der Bäckerei Riesener. Im Grunde taugt sein ganzes Leben zur Illustration des Satzes von Epiktet; lassen Sie mich deshalb noch zwei weitere Geschichten von meinem Vater erzählen.

Zur Erinnerung: Bis zu Adenauer und Charles de Gaulle herrschte Erbfeindschaft zwischen Deutschen und Franzosen. Wenn man sich allein die satirischen Karikaturen des einen über den anderen anschaut, mit welcher Böswilligkeit und Häme deutsche wie französische Zeitungen den jeweils anderen zeichneten ... da war eine beinahe sadistische Lust an der Verteufelung am Werk. Und die Saat dieser Hetze ging in vielen Menschen diesseits und jenseits der Grenze auf.

Dann kamen die Nazis und der Krieg. Für *uns* waren die Franzosen die Feinde, und *sie* hielten mit aller Berechtigung die Deutschen, die Nazis, für ihre Feinde. Und mittendrin mein Vater, als Aufseher in einem Gefangenenlager im hessischen Ziegenheim, wo ausschließlich französische Kriegsgefangene festgehalten wurden. Er hatte nämlich, bevor er eingezogen wurde, die Dolmetscherprüfung abgelegt und sprach fließend Französisch, blieb als deutscher Soldat für die Franzosen im Lager aber natürlich trotzdem der Feind.

Das änderte sich an seinem ersten Sonntag dort.

In ihrer kranken Ideologie galten die Russen den Nazis als Untermenschen, die Franzosen aber nicht. Und da sie gnädigerweise als Menschen betrachtet wurden, fielen die Franzosen auch für die Nazis unter die Genfer Konvention, die in einem ihrer Artikel besagt, dass Kriegsgefangene ihre Religion ausüben dürfen. Also wurde sonntags ein katholischer Priester ins Lager gelassen, und der ... nebenbei: Das war noch zu der Zeit, da jeder auf der Welt, von Manila bis Mülheim an der Ruhr, eine liturgische Hochsprache benutzte, nämlich

Latein – und sage mir keiner, dass das nicht von Vorteil war! Eine Kirche, die von Manila bis Mühlheim an der Ruhr reicht, braucht eine liturgische Hochsprache ... Was ich sagen wollte: Es gab damals keinen trennenden Graben in der Feier der heiligen Messe zwischen den gefangenen Franzosen und dem deutschen Priester, denn alle beherrschten und benutzten sie in dieser Stunde das Kirchenlatein.

Aber ein deutscher Aufseher musste mit in diese Messe. Das war mein Vater. Der mir, an diesen Punkt seiner Geschichte gekommen, erzählte: »Willibert, als ich da mit meiner Pistole am Eingang zur Lagerkapelle stand und wie ein Wachhund die französischen Gefangenen in Schach halten sollte ... Willibert, das konnte ich nicht. Was habe ich gemacht? Ich habe die Pistole abgenommen und in die Tasche gesteckt – Stell dir das vor! Das war Hochverrat! – und habe mich mitten unter den Chor aus Gefangenen gestellt und aus vollem Hals mitgesungen ... »Credo in unum deum, patrem omnipotentem, factorem coeli et terrae, visibilium et invisibilium ...«

Da sang der französische Gefangenenchor, und mein Papa, der deutsche Aufseher, stand singend mittendrin ... Einmal dabei, betete er auch gleich die ganze Messe mit. Und die Gefangenen? Haben sie meinen Vater für einen Schauspieler gehalten oder für einen Spion? »Hinterher«, erzählte mein Vater, »kam ein Franzose auf mich zu und sagte: ›Monsieur Poèls, Sie sind ein guter Mensch ...‹« Nein, mein Vater war echt, das hatten sie rasch begriffen. »Und immer«, fuhr mein Vater fort, »wenn wir gemeinsam die Messe feierten, gab es keinen Hitler, keine Nazis, keine Franzosen und keine Deutschen mehr. Da waren wir alle Menschen.« (Diese Worte seien denen ins Ohr gesprochen, die behaupten, Religion vergifte die Menschen. Wahr ist: Religion kann heilen. »Sprich nur ein Wort, und meine Seele wird gesund ...«)

Der französische Soldat, der meinen Vater einen guten Menschen genannt hatte, heißt übrigens Marcel Marivin und lebt noch. Er ist weit über 90 und ganz klar im Kopf. Vor einigen Jahren habe ich ihn besucht. Die zwei waren dicke Freunde geworden und nach dem Krieg geblieben, bis mein Vater starb, und nun stand ich vor ihm, der Sohn von Joseph. »Ah, Gilbert (Willibert auf Französisch)«, sagte er und nahm mich in den Arm, »schön, dass du da bist, komm rein ...«, dann setzte er Kaffee auf und begann zu erzählen:

»Joseph war ein guter Mensch. Er hat immer sein Brot mit mir geteilt. Und wenn er ein Paket von seiner Maman bekam, ein Fresspaket, dann hat er den Inhalt auch mit mir geteilt. Eines Tages sage ich zu ihm: ›Joseph, du musst mir Geld geben.‹ Und Joseph sagt: ›Nein, noch bin ich ein deutscher Soldat.‹ Aber stell dir vor: Am nächsten Tag kommt dein Vater zu mir und drückt mir Geld in die Hand! ›Da hast du es ...‹, sagt er bloß und steckt es mir zu!«

Ja, ich kann es mir vorstellen. Ich kenne meinen Papa, ich weiß, was in ihm vorgegangen ist – die ganze Nacht wird er nicht geschlafen und nachgedacht haben: Von welchem Standpunkt aus soll ich diese Bitte bewerten? Irgendwann in dieser Nacht aber wird er sich der Worte des Rabbis aus Nazareth erinnert haben – »Ich war gefangen, und ihr habt mich besucht ...« –, und anderntags gab's für ihn kein Vertun mehr. Nicht dass er die Seiten gewechselt hatte, das wäre lebensgefährlich gewesen, aber er hatte die Perspektive gewechselt. Und das war gefährlich genug, wie sich bald zeigen sollte.

Denn einige Zeit später wird mein Vater strafversetzt. Von heute auf morgen muss er in den Kampf. Als er den Lagerkommandanten trifft, der wahrscheinlich Nazi ist, fragt er ihn geradeheraus nach dem Grund für seine Versetzung, und der antwortet genauso unverblümt: »Jung, das kann ich dir sagen. Ich habe einen Brief von einem französischen Soldaten bekommen. Der hat beobachtet, dass du fraternisierst. Dass du dich mit den Gefangenen verbrüderst ...« Und jetzt steht plötzlich alles kopf. Ein Franzose ist der Böse, und der Kommandant beschützt meinen Vater, indem er den Brief verbrennt. »Joseph«, sagt er, »wenn das herauskäme – du würdest an die Wand gestellt.«

Ja, da verlaufen die Fronten kreuz und quer. Wer ist hier Freund, wer Feind? Die Grenzen verlaufen eben nicht zwischen den Gruppen, den Ländern, den »Rassen«, sondern durch die Herzen der Menschen. Auch das ist eine Perspektive, die dich frei machen kann, frei von den pauschalen Einteilungen in Gut und Böse und Schwarz und Weiß. In der Klinik war ich noch nicht so weit wie mein Vater, und einer, der mir in dieser Hinsicht wirklich weitergeholfen hat, ist ausgerechnet ein Kinderbuchautor: Michael Ende.

Ein guter Schriftsteller senkt dir Bilder ins Herz, die wirken, auch wenn du sie nicht verstehst. Und wenn Michael Ende von einem bösen Drachen spricht – »Kindärr brauchän Hiiebä, Kindärr müssen lärrnän« –, dann wusste ich sehr früh, was er damit meinte. (Hören Sie einmal die göttlich schöne Motette »Jesu meine Freude« von Johann Sebastian Bach. Die dramatischste Zeile der Komposition lautet: »Trotz! Trotz! Trotz dem alten Drachen!«) Ich kannte solche Drachen, denn sie waren um mich, sie jagten mir Angst ein. Als ich nun, Jahrzehnte später, mit meinem Arzt auf diese Drachen zu sprechen kam, äußerte er einen hochinteressanten Gedanken. Er sagte:

»Herr Pauels, in dem Moment, in dem sich Ihre Drachen verwandeln, haben wir unser Ziel erreicht. Vertreiben dürfen Sie die nicht, aber Sie müssen sie verwandeln. Wenn Sie kraft Ihrer Fantasie dunkle Gedanken entwickeln können, die Sie wie böse Drachen beherrschen, dann können Sie natürlich den Versuch machen, sie zu verdrängen, durch Alkohol zum Beispiel. Aber es wird Ihnen nicht gelingen. Und Sie dürfen diese Drachen auch gar nicht verjagen. Derartigen Gespenstern müssen Sie mit Ihrer Fantasie zu Leibe rücken, bis sie sich verwandeln ...«

Und da fiel mir ein ... Michael Ende! Jim Knopf und Lukas der Lokomotivführer fangen einen Drachen – aber sie töten ihn nicht! Alle Drachen in allen Mythen werden getötet. Siegfried tötet den Drachen, der heilige Georg spießt den Drachen auf usw. Nun, diese mutigen Drachentöter in allen Ehren, aber Michael Ende sagt: Nein, nein, das ist unklug. Wir dürfen den Drachen nicht töten ... Und so lassen die beiden Helden der Geschichte ihn leben bzw. sie leben, denn dieser Drache ist ja Frau Mahlzahn, die in einem alten Schulgebäude haust und dort Kinder mit Stockhieben zum Lernen zwingt – »Kindärr müssen lärrnän ...« Also, sie vergeben diesem Quälgeist, und da geschieht ein Wunder: Das Monster verwandelt sich in einen goldenen Drachen der Weisheit!

Diesen goldenen Drachen habe ich in der Klinik gemalt. Also schön: abgemalt. Abgemalt aus jenem Buch von Michael Ende.

Und was lernen wir aus alledem? Dass wir nicht von einer schöngeredeten Welt träumen dürfen, würde ich sagen. Denn es gibt diese Drachen ja wirklich, es gibt die Not, es gibt das himmelschreiende Leid, und es wäre eine glatte Lüge, Kindern zu verschweigen, dass wir im Leben zwischen Abgründen wandeln. Aber diese Kräfte des Bösen sind eben Kräfte, sie sind Energien, deshalb lassen sie sich gar nicht töten; sie tauchen, sollten wir es versuchen, sogleich in anderer Gestalt anderswo wieder auf und gebärden sich womöglich aggressiver als zuvor. Sinnlos, sie zu bekämpfen, sinnlos, sie zu töten. Was aber sinnvoll, klug und richtig wäre: diese Energien umzulenken, ihnen eine andere Richtung zu geben, kurzum sie in gute, segensreiche Kräfte zu verwandeln. In goldene Drachen eben.

Daran arbeite ich. Mein Vater aber besaß dieses Vermögen, wie auch die dritte Geschichte beweist.

Noch einmal Kriegserlebnisse, der große Fundus von Erfahrungen jener Generation, der auch mein Vater angehörte. Er war von Anfang an dabei, und zwar als Angehöriger der Panzertruppe Guderian. »Ich hatte das große Glück«, sagte mein Vater, »nie an der Waffe Dienst tun zu müssen. Ich war Funker. Aber natürlich trägt auch ein Funker zum Töten bei, durch die Funksprüche, die er weitergibt.« Nun ging der erste Heereszug nach Polen, und »da geschah uns das Missgeschick, dass unser Panzer eine Panne hatte«, fuhr mein Vater fort. »Vom Rest des Panzertrupps bekamen wir die Nachricht: Bleibt, wo ihr seid, wir müssen weiter. Sorgt vorläufig für euch selbst …! Nun gut, wir lagen in einem kleinen Wäldchen, bis unser Panzer repariert war, konnte es dauern, und irgendwann kam der Panzerkommandant zu mir und sagte: ›Pauels, dort hinten ist ein Bauernhof. Besorg uns Proviant.‹«

Nun muss man wissen: Die Panzertruppe Guderian trug schwarze Uniformen, ähnlich wie die SS. Mein Vater marschierte also in seiner schwarzen Uniform hinüber zu diesem Einödhof, pochte an die Tür, rief: »Hallo!«, ging außen herum, rief wieder, erhielt keine Antwort, entdeckte schließlich, dass die Tür sich öffnen ließ, und trat ein.

»Ich komme in den Flur. Hallo!? Hallo!? Nichts. Ich gehe weiter, ich betrete die Stube, und da hocken sie in einer Ecke, zitternd vor Angst, die Altbauern und ein junges Mädchen von vielleicht 13 Jahren. Erst in diesem Moment wurde mir bewusst, dass ich für sie nicht nur ein Deutscher, sondern obendrein ein SS-Mann war. Schwarze Uniform war für sie gleichbedeutend mit SS.

Wie sollte ich ihnen beibringen, dass ich nicht in der SS war und sie von mir nichts zu befürchten hatten? Sie sprachen kein Deutsch, ich kein Polnisch. Ich komme auf die blödsinnige Idee, zu sagen: ›Ich nix SS.‹ Was sie verstehen ist: SS. Dann fällt mir etwas Besseres ein. Ich ziehe meinen Rosenkranz aus der Hosentasche und halte ihn hoch. Und, Willibert«, sagte mein Vater, »niemals vorher und niemals nachher habe ich dieses Glück erleben dürfen, wie in den Gesichtern von Menschen panische Angst von einer Sekunde auf die andere in freudigste Erleichterung umschlägt. Ein Aufatmen – und das Mädchen kommt auf mich zugelaufen, auf den vermeintlichen SS-Mann mit dem Rosenkranz in der Hand, und schlingt ihre Arme um mich ...«

Welch eine Geschichte! Sie fährt wie ein Lichtblitz in die Dunkelheit des Wahnsinns. »Ich habe ein Dutzend Eier gekriegt«, beendete mein Vater seine Erzählung, »ich habe Milch gekriegt, ich habe alles gekriegt, was wir brauchten – so glücklich waren diese Leute.«

Religion verbindet, Religion heilt. Ich weiß es nicht, ich habe nicht nachgezählt, aber mein Papa pflegte zu sagen: Der häufigste Satz in der Bibel lautet: Fürchte dich nicht! Angeblich kommt er 365 Mal vor. Fürchte dich nicht – wenn das doch nur die Fundamentalisten aller Schattierungen wüssten. All jene, die den Menschen durch Angst disziplinieren und gefügig machen wollen ...

Am 30. September 1996 ist mein Papa gestorben mit den Worten: Alles ist gut.

Was ich sagen wollte: Mit einem solchen Vater war ich gesegnet. Trotzdem gewöhnte ich mir eine andere Sicht auf die Dinge an. Doch dazu mehr im nächsten Kapitel.

17. Hat meine Depression etwas mit meinem Glauben zu tun? oder: Wer einen Engel bezwingen will, erschafft eine Bestie

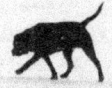

Zurück zu mir, zu dem schüchternen und verklemmten Knaben Willibert Pauels in seiner heilen Wipperfürther Welt. Lassen Sie mich mit einer Überlegung beginnen.

Wenn jemand einen Hang zu Selbstvorwürfen hat, wenn er für Attacken voller Panik anfällig ist, wenn er mit Vorliebe das Schlimmste befürchtet und allen diesen fatalen Neigungen ziemlich hilflos ausgeliefert ist, dann wird in seiner Lebensgeschichte etwas falsch gelaufen sein, dann wird man nach den Ursachen dafür in seiner Kindheit suchen müssen. Wie gesagt, ich bin kein Freund der Psychoanalyse, und deshalb soll es mir hier auch nicht um einzelne Erlebnisse oder Verfehlungen gehen. Aber bevor du deinen Gedanken eine neue Richtung geben kannst, solltest du wissen, woher sie bis dato kamen und worauf sie abzielten. Was in meinem Fall auf die Frage hinausläuft: Was hat mich so stark beeinflusst, dass ich als Jugendlicher Symptome wie Ängstlichkeit und Verklemmtheit an den Tag legte, dass ich schon mit 17, 18 Jahren lauter Katastrophen kommen sah?

Der Psychoanalytiker Tilmann Moser hat das Wort Gottesvergiftung geprägt. War es das? Kann man mit einem schädlichen Gott aufwachsen? Gibt es womöglich eine gute, heilsame Religion und eine ungesunde, verderbliche?

Über Religion haben wir bislang noch nicht gesprochen. Bei meinem Werdegang als Karnevalist hat sie nur als Kulisse gedient für das, was mich sicherlich auch geprägt hat: der rheinische Humor, der Witz, der Karneval. Aber das karnevalistische Milieu ist, denke ich, unverdächtig. Also bleibt meine strenge katholische Erziehung. Nur – was genau könnte da schiefgelaufen sein?

Ich will etwas weiter ausholen. Jede monotheistische Religion ist abhängig von dem Bild, das sich der Gläubige von Gott macht – wobei ich die Frage, ob es Gott überhaupt gibt, jetzt einmal außer acht lasse. Die Gedanken der Gottesferne sind die dunkelsten aller Gedanken. Wenn du den Atheismus konsequent durchdenkst, kommst du in eine Trostlosigkeit, gegen die eine Depression harmlos ist. Gegen diesen letzten dunklen Gedanken – »wir sind nur ein Staubkorn im sinnlosen Tanz der Atome« – hilft gar nichts mehr.

Deshalb entscheide ich mich und setze mir einfach als Wahrheit: Es gibt einen Gott. Daran schließt sich aber gleich die nächste Frage an: Wie haben wir uns diesen Gott zu denken? Und jetzt gibt es, grob gesprochen, zwei Möglichkeiten. Es gibt weite, helle, befreiende Gottesbilder, und es gibt enge, starre, düstere Gottesbilder. Und weil das Gottesbild so entscheidend ist und weil es in meinem Fall massive Konsequenzen hatte, möchte ich mich bei dieser Frage etwas länger aufhalten und zunächst eine Geschichte erzählen – als Beispiel für ein düsteres Gottesbild. Ein Gottesbild, das dich zum Gefangenen macht und eine lebensfeindliche Frömmigkeit zur Folge hat ...

Im rheinischen Dinslaken lebt ein junger Bursche, der seiner Mutter wie seiner Freundin große Sorgen macht. Er lässt sich gehen, er verliert den Halt, alles Mögliche kommt da zusammen: eine abgebrochene Ausbildung, Drogen, Rumhängen, Saufen, Klauen, allerlei Kleinkriminalität. Mit einem Mal aber ändert er sein Leben, und Mutter wie Freundin atmen auf – er geht wieder zur Arbeit, hört mit dem Saufen auf, lässt die Finger von den Drogen, steigt aus seiner kriminellen Clique aus, kurz, der Junge hat plötzlich Halt gefunden, und alle sind erleichtert.

Was ist passiert? Er hat die ordnende, strukturierende Kraft der Religion entdeckt, und zwar durch einen Imam seiner Heimatstadt Dinslaken. Dem schließt er sich an. Was gibt ihm Halt? Ein neues geistiges Universum aus klaren Regeln, eindeutigen Vorschriften, festgelegten Gebetszeiten, einem festgefügten Weltbild. Nun ja, so weit, so gut. Aber die Geschichte endet hier nicht.

Der Imam lehrt ihn, was Gott will und was Gott nicht will. Was halal ist und was haram ist, also rein bzw. unrein. Und der junge Mann entwickelt einen solchen Ehrgeiz, Gott und seinem Imam zu gefallen, dass er tagsüber ständig betet und sich des Nachts stundenlang in den Chatrooms seiner neuen Brüder aufhält. Er findet kaum Schlaf. Er isst auch immer weniger, weil sein Imam ihm gesagt hat: Du sündigst wie jeder Mensch, aber du kannst alles wiedergutmachen, indem du fastest. Und als Nächstes lässt er seine Freundin wissen: Wir dürfen uns nicht mehr berühren; mein Glaube verlangt das von mir ... auch dies auf eine Weisung seines Imams hin, der ihm gesagt hat: Berührungen vor der Ehe sind eine Todsünde.

Gut, sagt seine Freundin, berühren wir uns eben nicht mehr, bis wir verheiratet sind ... Ein kluges, entspanntes Mädchen. Aber das reicht ihm nicht. Er will sich von ihr trennen, um jede Versuchung auszuschließen. Kurz und gut: So ziemlich alles an seinem bisherigen Leben ist jetzt Sünde. Langsam wird es pathologisch.

Die junge Frau besucht das Haus trotzdem weiter, weil sie

sich mit der Mutter gut versteht. Wenn sie kommt, geht er auf sein Zimmer. Wenn er das Zimmer verlassen muss, hält er sich ein Kissen vors Gesicht, um der früheren Geliebten nicht zufällig ansichtig zu werden. Spätestens jetzt ist klar: Da stimmt etwas nicht. Das ist krankhaft. Aber bösartig ist es nicht, sondern eben der Vorstellung geschuldet: Wenn die Religion mich lehrt, was gut und was schlecht, was halal und was haram ist, dann bleibt mir keine Wahl, dann muss ich mich daran halten.

Eines Tages ist er verschwunden. Und das Nächste, was von ihm zu erzählen ist, erfährt man durch die Nachrichten: Ein Selbstmordattentäter hat mit dem Ruf »Allahuakbar!« – Gott ist größer, größer als die Liebe zu den Menschen, größer als die Liebe zum eigenen Leben – 20 Menschen mit in den Tod gerissen. Ja, das war er, der junge Bursche aus Dinslaken.

Qui veut faire l'ange, fait la bête, sagen die Franzosen. Wer einen Engel erzwingen will, erschafft eine Bestie. Oder, wie es der weltberühmte koreanischstämmige Videokünstler Nam June Paik in seinem englisch-deutschen Kauderwelsch unnachahmlich lakonisch ausgedrückt hat: When too perfect, lieber Gott böse. Gemeint ist in jedem Fall dasselbe: Der Wunsch nach (moralischer) Vollkommenheit führt auf Abwege. Er entstellt den Menschen unweigerlich. Und entfacht wird dieser Wunsch von einem Gott, der keine Gnade kennt, kein Pardon gibt, der Befehle erteilt, Anweisungen gibt und Gehorsam verlangt, oder besser: Unterwerfung erwartet. Was für ein Gottesbild, möchte man ausrufen, und was für ein Menschenbild! Wie groß muss die Sehnsucht nach einem Tyrannen geworden sein, bevor man im Glauben an einen solchen Gott Erfüllung findet!

Aber das ist eine der beiden Möglichkeiten, Gott zu denken.

Und jetzt die zweite Möglichkeit.

Der bedeutende Theologe Eugen Biser hat es knapp und bündig formuliert: Die große Lebensleistung des Jesus von Nazareth besteht – auch für Leute, die nichts vom Christentum halten – darin, die Gesetzesreligion durchbrochen und den Menschen in eine Glaubenswelt eingeführt zu haben, die ihn von furchtsamem Perfektionismus und Versagensangst befreit. Die Voraussetzung dafür aber ist ein neues Gottesbild. Es ist das Gottesbild des Vaters, jedoch nicht im Sinne des *pater*, des Patriarchen, sondern des *abba*, des guten Papas, der seinen Kindern in herzlicher Liebe und Sorge zugetan ist. In der Geschichte der Religionen ist Jesus der erste, der seine Jünger mit diesem revolutionären Gottesbild vertraut macht – und ihnen die praktischen Auswirkungen vorlebt, bis hin zu seinem gewissermaßen heiligen Leichtsinn, der sich von Gott alles, was der Mensch zum Leben braucht, fröhlich als Geschenk verspricht.

Der Unterschied zwischen dem alten und neuen Gottesbild ist gewaltig und selbst für die Jünger schwer zu begreifen. Denn was ihnen in der gesellschaftlichen Wirklichkeit ihrer Zeit begegnet, ist der Vater in Gestalt des Patriarchen, und ein Patriarch ist alles andere als ein *abba*.

Ein Patriarch nämlich befiehlt und bestimmt, sogar über Leben und Tod – das ist sein gutes Recht, davon macht er auch Gebrauch. So ist es in der römischen Gesellschaft jener Tage üblich, dass die Amme dem Herrn des Hauses gleich nach der Geburt eines Kindes das Neugeborene zeigt. Geht der Daumen des *pater familias* nach oben, darf das Kind leben, senkt er sich, wird es umgehend getötet. Erst unter dem christlichen Kaiser Konstantin wird der sogenannte Infantizit, die legale Kindestötung, abgeschafft, und das auch nur gegen den größten Widerstand der Römer. Denn die finden es eine Unverschämtheit. Die wollen sich nicht das Recht nehmen lassen, über Leben und Tod des eigenen Nachwuchses zu bestimmen, die wollen über Kinder auch weiterhin frei verfügen – als billige Arbeitskräfte oder als Sexsklaven; Pädophilie ist gang und gäbe.

Was dieser Jesus von Nazareth lehrt, ist für patriarchalische Ohren folglich ein Skandal. Der sagt nämlich: Lasst die Kinder zu mir kommen, denn ihnen gehört das Reich Gottes. Der sagt sogar, mit seltener Schärfe in der Stimme: Wer sich an einem Kind vergreift, hat es verdient, mit einem Mühlstein um den Hals im tiefsten Meer versenkt zu werden. Der hat für Kindesmissbrauch so wenig übrig, dass er seine Ablehnung in die drastischsten Worte kleidet. Mit anderen Worten: Wie das Vaterbild Jesu von der gängigen Vorstellung der antiken Welt abweicht, so weicht auch sein Gottesbild von allen bekannten Vorstellungen ab. Es ist das Bild eines Gottes, der von seinen Kindern mit »abba«, mit Papa angeredet wird. Das Bild eines Gottes, von dem seine Kinder nichts zu befürchten haben, weil er ihnen liebend und beschützend zugewandt ist.

Abba – das heißt aber nicht: Laissez faire. Der liebende Gott ist kein Softi-Gott. Er lässt nicht alles durchgehen, so wenig wie ein guter Vater seine Kinder sich selbst überlässt. Es gibt Gebote, es gibt Regeln, es gibt Maßstäbe. Auch wenn sie einengen, haben sie einen Sinn – solange sie dienende Funktion haben. Und welchem Ziel sollen sie dienen? Einem einzigen. Dem Ziel, der Liebe unter allen Umständen zum Durchbruch zu verhelfen.

Und jetzt kommt's: Weil Gott die Liebe ist, kann nichts, kein moralischer Wert und kein Dogma, einen höheren Rang beanspruchen als die Liebe. Ja, nicht einmal Gott selbst darf sich über die Liebe hinwegsetzen! Ein Gottesbild, das mit der Liebe zum Menschen, mit der Liebe zum Leben nicht vereinbar ist, wäre nach diesem Verständnis gar kein Gottesbild. Und deswegen ... Wenn ein Vater seine Tochter tötet ... wenn er auf die Frage des Richters: »Sie haben Ihrer Tochter, weil sie Verkehr mit einem Ungläubigen hatte, die Kehle durchgeschnitten? Haben Sie Ihre Tochter denn nicht geliebt?«, schluchzend antwortet: »Natürlich habe ich sie geliebt. Aber man muss Gott mehr gehorchen als den Menschen«, dann liegt hier nach christlichem Ermessen ein furchtbar entstelltes Gottesbild vor. Eine Gottesfratze.

Lassen Sie mich noch zwei Zeugen für das Gottesbild des Jesus von Nazareth anführen. Da ist einmal Paulus – selbst ein Gotteskrieger, bis er vom Pferd fiel und drei Tage im Wachkoma lag –, der als Apostel an die Gemeinde in Korinth schreibt: »Wenn ich einen Glauben hätte, der Berge versetzen könnte, und meinen Leib dem Feuer übergäbe und hätte die Liebe nicht, dann wäre ich eine tönerne Schelle ...«, heißt: Alle meine Worte wären Narrengeklingel; allein die Liebe erfüllt das Reden über Gott mit Sinn. Und abschließend jene berühmte Stelle aus dem ersten Johannesbrief, die da lautet: »Wer Gott liebt, der erkennt Gott.« Was nichts anderes bedeutet als: Wer nicht liebt, kann sich von Gott auch kein Bild machen ...

Zwei Gottesbilder also: ein helles, befreiendes und ein düsteres, das dich für ganz ungöttliche und unmenschliche Zwecke in Beschlag nimmt. Das Problem ist, dass beide Bilder wirksam und lebendig sind und nebeneinander bestehen, auch im Christentum, auch im Wipperfürth meiner Kindheit und Jugend. Unter dem einen Bild steht: Wer Gott liebt, erkennt Gott, und unter dem anderen steht: Wer Gott gehorcht, erkennt Gott. So oder so. Man hat die Wahl.

Hat man sie?

Irgendetwas stimmte mit mir nicht. Und der Erste, der das nicht nur bemerkte – denn zu bemerken war es auch für andere –, sondern in einer klugen Art darauf einging, war mein Kaplan. Aber der Reihe nach.

In der katholischen Welt von Wipperfürth tauchte im Jahr des Herrn, Anno 1971, ein junger Kaplan auf. Mein Vater scheint schnell Vertrauen zu ihm gefasst zu haben, jedenfalls wandte er sich mit folgendem Vorschlag an ihn: »Herr Kaplan, ich habe da zu Hause einen Jungen, Willibert heißt er, der geht nicht vor die Tür. Laden Sie ihn doch mal ein.« Tage später klingelte bei uns das Telefon, und ich ging dran.
»Pauels.«
»Äh, ist da Willibert?«, sagte eine männliche Stimme.
»Ja.«
»Hier ist Kaplan Börsch.«
»O, Herr Kaplan.«
»Willibert, am Samstagabend wollte ich dich mal einladen.«
»Och, nee ... Ich geh eigentlich weniger vor die Tür.«
»Willibert. Sei kein Frosch. Komm am Samstagabend bei mir vorbei. Da lernt man sich mal kennen.«
Und da der Wunsch eines Kaplans Gesetz war, ging ich hin. Dieser Filou hatte aber nicht nur mich eingeladen, sondern eine ganze Schar von Mädchen und Jungen der katholischen Jugend. Mein Schreck ließ indes in kürzester Zeit nach. Ich machte den Klassenclown, ging aus mir heraus, erzählte lustige Geschichten und fand plötzlich herrlich, was mir Stunden zuvor noch größtes Kopfzerbrechen bereitet hatte. In der Mitte stand ein Kasten Bier, es wurde getrunken und gescherzt und gelacht, und von da an verbrachte ich meine Samstagabende nur noch in dieser munteren Gesellschaft.

Ich dürfte 16 gewesen sein. Es war jedenfalls in etwa zur Zeit meines ersten Kusses. Ringsum veränderte sich die Gesellschaft radikal, aber in Wipperfürth kamen diese Umwälzungen mit Jahren Verspätung an. Gleichwohl wurde bei unserem Kaplan nicht nur viel gelacht und fröhlich Bier getrunken, es wurde auch philosophiert. Der Mann (heute übrigens Pfarrer im Altenberger Dom) hatte einen messerscharfen Verstand. Er führte mich in den Garten der Philosophie ein, und durch die Benutzung des Verstandes öffneten sich mir Welten, die ich bis dahin nicht kannte. Allmählich ahnte ich, dass es ein Reich des freien Gedankens gibt, und war begeistert.

Natürlich fand ich die Abende bei unserem Kaplan nicht allein deswegen köstlich. Die Mischung machte es, und was sich da mischte, waren nicht zuletzt die hinreißenden Gestalten der jungen Frauen. Man war mit ihnen zusammen, man saß neben ihnen auf dem Sofa, wo die Körper einander ab und zu leicht berührten, man lachte mit ihnen, man fing ihre Blicke auf ... kurzum: Plötzlich befand ich mich im Zaubergarten der Erotik, und mein Kaplan hatte mir, indem er mit einer Selbstverständlichkeit uns Jungen und Mädchen zusammenbrachte, Zugang dazu verschafft. Schon so gesehen nahm er in meinem Leben jetzt eine herausragende Stellung ein.

Damit aber, wie gesagt, nicht genug. Mein Kaplan war eben auch ein Denker. Ein faszinierender Lehrer. Er hatte ein Gespür für Jugendliche und beherrschte die Kunst, sie fürs Denken zu begeistern. Er hat Jugendliche, die auf die schiefe Bahn geraten waren, wirklich gerettet. Er gab uns eine äußere und eine innere Heimat. Durch ihn bin ich zur Philosophie gekommen und zu den Fragen, die Menschen bewegen, seit sie das Affenstadium hinter sich gelassen haben. Und dieser Kaplan tat noch mehr für mich.

Gerade in jenen Jahren, mit 17, 18, umflatterten mich die Drachen, krochen die Ängste von allen Seiten heran. Ich erzählte meinem Kaplan davon, und der merkte schnell, dass es, um mit Epiktet zu sprechen, nicht die Dinge waren, die mich unglücklich machten, sondern meine neurotische Grundstruktur, mein nach unten, in die schaurigsten Abgründe gerichteter Blick. Er verstand, dass ich meine Energien damit verpulverte, Sachverhalte zu klären, die gar nicht existierten, die ich mir nur in meiner schwarzen Fantasie zurechtgelegt hatte. Und er sorgte auch für eine gewisse Erhellung meines Gemüts, indem er mir Irrwege und Fallen aufzeigte und klarmachte, dass nicht alle Wege zur Wahrheit über ein Dogma führen.

Aber er war kein ausgebildeter Psychiater. Er war ein gebildeter, hochintellektueller Priester, mit dem herrlich zu philosophieren war, aber entgiften konnte er mich nicht. Das nahm, wenige Jahre später, ein anderer in Angriff.

18. Eine Auseinandersetzung mit meinen atheistischen Freunden oder: Ein Staubkorn, verloren im sinnlosen Tanz der Atome

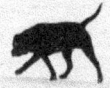

Ein schöner Satz lautet: *In dem Augenblick, in dem ein Affe zum ersten Mal seine Augen zum Himmel erhob und Gott dafür dankte, ein Affe zu sein, da war es ein Mensch.*

Ich bin überzeugt, dass sich dieser Entwicklungsschritt der Menschheitsgeschichte in der Biografie jedes einzelnen Menschen wiederholt. Was mich angeht, gab mein Kaplan mir wertvolle Anstöße zu meiner Menschwerdung. Menschwerdung im Sinne von Thomas von Aquin, dessen Satz »Dummheit ist Sünde« sich mir damals einprägte – wobei die Sünde im Nicht-wissen-*Wollen*, im Sich-nicht bilden-Wollen besteht. Und oft sind es nicht die dazu bestellten Lehrer in der Schule, die dich auf dem Weg der Erkenntnis entscheidend weiterbringen, sondern besondere Menschen, die deinen Lebensweg kreuzen, Gesprächspartner oder Freunde.

Für mich war der Nächste in dieser Reihe wiederum ein Priester, und zwar Monsignore Wolfgang Kraft, Spiritual am Priesterseminar Collegium Albertinum in Bonn. Inzwischen hatte ich nämlich ein Theologiestudium aufgenommen, weil ich Priester werden wollte. Dahinter steckte natürlich mein guter Kaplan. Ich war von ihm dermaßen fasziniert, dass bei mir irgendwann der Gedanke aufgekommen war: Die Religion wird dich nie mehr loslassen, niemals, also mach's wie er und werde Priester. Ich war in diesen kritischen Jahren des Erwachsenwerdens aber nicht nur meinem Gott treu geblieben, ich war auch meinem Gottesbild treu geblieben, und das war, um es jetzt frei herauszusagen, eher salafistisch-affin als christlich hell.

Salafismus-Affinität tritt, wie gesagt, in jeder Religion auf. Sie äußert sich als Rückzug in einen Bunker aus starren Moralideen und ebenso starren Glaubenswahrheiten, der dich vor einer angsteinflößenden Außenwelt schützt. Während draußen tausenderlei Gefahren lauern, fühlst du dich drinnen sicher und geborgen, nur hat dieser Bunker starke Ähnlichkeit mit dem fensterlosen, verspiegelten Raum der Depression, und irgendwann kommt dir der Verdacht: Nicht die Außenwelt – der Bunker selbst ist die Ursache deiner Panik. Statt dir Schutz zu bieten, bist du darin gefangen.

Du traust dich aber nicht hinaus. Denn dafür müsstest du diesen Raum, der dir so freundlich Asyl gewährt, aufbrechen, um dich als Nächstes willentlich und in voller Kenntnis deiner prekären Lage den Gefahren der Freiheit auszusetzen – wäre das nicht Verrat? Wäre das nicht ein Frevel? Wäre das nicht eine Sünde, die Höllenstrafen nach sich zieht? Also bleibst du drin – und gerätst wieder und wieder in Panik.

Mein Spiritual im Collegium Albertinum durchschaute das. Er verstand mein Dilemma, und ich vertraute ihm. In langen Gesprächen schilderte ich ihm meine Panikanfälle, meine düsteren Überlegungen zu religiösen Fragen, und er versuchte, nach und nach ein anderes Gottesbild in mir zu verfestigen. Das heißt, er trainierte mit mir im Grunde dasselbe wie später mein Arzt in der Klinik, er betrieb mit mir bereits, ohne es zu wissen, ressourcenorientierte Psychotherapie. Dass ich meinen Plan, Priester zu werden, nach einer

Weile trotzdem aufgab, hatte allerdings weder mit theologischen Fragen noch mit meinem verqueren Gottesbild zu tun.

Es war vielmehr so: Wenn man das Collegium Albertinum an der Konrad-Adenauer-Allee in Bonn verließ und zur Friedrich-Wilhelm-Universität hinüberging, musste man die Akaluwie (vulgo Bonner Hofgarten) durchqueren. Das war die Akademische Lustwiese, und die war an jedem warmen Tag mit Studenten und ... Studentinnen bevölkert. Wenn ich jetzt also durch das leicht bekleidete Völkchen hindurchging und zu meiner Linken wie zu meiner Rechten die malerischen Gestalten der Frauen sah, ja, da war der Gedanke, Priester zu werden, doch jedesmal einer argen Zerreißprobe ausgesetzt. Nee, dachte ich. Oder doch? Denn eigentlich ...

Eigentlich übte der Zölibat eine starke Anziehungskraft auf mich aus. Und um wieder mal kurz abzuschweifen ... Heutzutage werden zölibatär lebende Männer ja grundsätzlich als Sexualkrüppel betrachtet – nur einer wird freundlicherweise von aller Kritik ausgenommen: der Dalai Lama. In jeder Fernsehsendung, in jeder Talkshow wird dieser Mann gefeiert und mit dem erlesensten Respekt behandelt, wie eine Lichtgestalt – dass die Moderatoren und Journalisten nicht vor ihm auf die Knie fallen, ist alles. Wahrscheinlich bin ich der Einzige, der sich fragt: Wo ist eigentlich die Frau Lama? Die taucht nie auf, weil es sie nämlich gar nicht gibt. Denn der Dalai Lama lebt, wie alle tibetischen Mönche, natürlich zölibatär, doch daran scheint sich niemand zu stören ...

Also, wenn man sich dem Zölibat unvoreingenommen nähert, geht eine Faszination von ihm aus. Aber natürlich, in meinem Kopf wogte es hin und her. Ja, ich will Priester werden. Nee, guck dir doch mal die ganzen Mädchen an – nichts Schöneres unter der Sonne! So ging es über Jahre. Und Wolfgang Kraft, mein Spiritual, zu dem ich jederzeit gehen konnte, bei dem ich beichten konnte, dem ich mein Herz ausschütten konnte, dieser großartige Priester sagte eines Tages zu mir:

»Willibert, du weest nit, ob de Priester werden wills oder nich.«

»Nee, ich weiß es nicht.«

Darauf er: »Aber ich. Jung, loset sin.« (Lass es sein.)

Damit hatte er mir eine Entscheidung in den Mund gelegt, die ich im Grunde längst gefällt hatte. Und so wurde ich nicht Priester. So wurde ich Diakon. Was später, als ich gewissermaßen im Vatikan des Karnevals gelandet war, regelmäßig für ungläubiges Staunen sorgte.

Die meistgestellte Frage an mich als Büttenredner war: »Hören Sie mal, Sie sind doch nicht wirklich katholischer Diakon?« Die Verblüffung der Fragenden war immer groß, wenn ich wahrheitsgemäß antwortete: »Doch! Ich bin wirklich gültig geweihter katholischer Diakon.« Woran sich, etwas verdruckst, regelmäßig die Nachfrage anschloss, was genau ein katholischer Diakon eigentlich mache.

»Stellen Sie sich das so vor«, sagte ich dann. »Ein katholischer Diakon darf fast alles, was ein katholischer Priester darf. Ich darf taufen, beerdigen, trauen, predigen, Andachten halten. Nur die spannenden Dinge in der Kirche, die darf ein Diakon nicht, die darf nur der Priester, als da wären: Messe lesen und Beichte hören.« – »Wie? Sie dürfen keine Beichte hören?« – »Ja, ist schade, wäre ja mal interessant, aber darf ich nicht. Dafür darf ich Dinge, die ein Priester nicht darf. Ein katholischer Diakon darf heiraten, ein Priester braucht nicht.«

Dazu schnell der passende Witz:

Ein Priester und ein Rabbi sitzen sich im Eisenbahnabteil gegenüber. Irgendwann packt der Rabbi sein Lunchpaket aus, und der Priester sieht sofort: durch und durch koscher. Darauf schüttelt er mitleidig-herablassend den Kopf und sagt: »Tse, tse, wann werdet ihr Juden endlich Vernunft annehmen und ganz normal essen?« Antwortet der Rabbi: »Auf Eurer Hochzeit, Herr Kaplan, auf Eurer Hochzeit.«

Um nun ein Resümee zu ziehen: Ja, es gab lebensgeschichtliche Ursachen meiner Depression. Äußere wie der hektische Trubel der Karnevalszeit und innere, unter denen mein düsteres Gottesbild wahrscheinlich am stärksten ins Gewicht fiel. Insofern kann man wohl wirklich von einer Überdosis Mondo piccolo cattolico sprechen, wobei das piccolo hier wahrscheinlich entscheidender war als das cattolico. Somit kam eins zum anderen, mein Gottesbild, meine ängstliche seelische Grundstruktur und eine Stoffwechselstörung als biologischer Auslöser – an Zutaten für eine Depression sicherlich genug.

Was nun eher da war, die psychische oder die organische Ursache, das dürfte kaum zu entscheiden sein. Das ist ein bisschen wie die Diskussion um die Henne und das Ei und mir auch ganz egal. Aber etwas anderes finde ich nun bemerkenswert. Ich hätte ja jetzt zusammen mit meinem Gottesbild das ganze Christentum zur Hölle jagen können – das wäre doch mal ein Befreiungsschlag gewesen! Stattdessen bin ich ein Mann der Kirche geworden, der sich bis heute gern für diesen Jesus von Nazareth schlägt, und ich will erklären, weshalb.

Im Bereich der Religion gibt es drei Positionen. Es gibt die agnostische, der sich bei uns die meisten anschließen dürften. Der Agnostiker sagt: Ich weiß nicht, ob es einen Gott gibt, die Frage lässt sich auch nicht entscheiden, also lohnt es nicht, sich damit zu befassen ... Wenn man sich aber entscheiden will, weil man die Frage zu bedeutsam findet, um sie in der Schwebe zu lassen, dann bleibt nur ein klares Ja oder Nein. Dann bleiben nur noch zwei Positionen, nämlich Atheismus und Glauben.

Nun kenne ich viele liebe, sympathische Menschen, die kämpferische Atheisten sind. Das heißt, sie sind in der Giordano-Bruno-Stiftung aktiv, neben dem Humanistischen Bund die leidenschaftlichste Vereinigung von Atheisten. Allerdings streiten sie ab, gegen die Religion zu sein – obwohl sie das natürlich sind –, offiziell treten sie lediglich für eine strikte Trennung von öffentlicher Sphäre und Religion ein. Aber wie dem auch sei – mit denen lässt sich diskutieren, weil sie einen Standpunkt haben, und als unheilbarer Katholik lasse ich mich gern auf solche Debatten ein.

Dabei bekomme ich immer wieder ein Argument zu hören. Willibert, heißt es dann, du bist doch kein dummer Mensch. Du liest doch viel, du bist auch der Naturwissenschaften kundig. Erscheint es dir nicht plausibel, dass alles, wirklich alles wissenschaftlich erklärbar ist, auch das, was Menschen für magisch-mystisch oder geistig oder immateriell halten? Und selbige Wissenschaft lehrt uns, dass restlos alles aus einer Reaktion der Materie erklärt werden kann, im Bereich der unbelebten Materie genauso wie im Bereich der belebten bis hin zum Menschen und seinem faszinierenden Gehirn. Was wir für Geist halten, ist letztlich nichts anderes als eine biochemische Reaktion im Gehirn. Bestes Beispiel dafür ist, dass ein Gehirngeschädigter nicht mehr zu geistigen Kraftanstrengungen fähig ist. Und ist das Gehirn erst einmal tot, ist es mit dem Denken ganz vorbei. Geist ist also nichts als eine biochemische Funktion des Gehirns ...

Was antworte ich armer Christ darauf?

Ich antworte: Dieses Argument gegen den Geist ist nicht neu, schon Leibniz hat sich damit auseinandergesetzt. Im 18. Jahrhundert wusste man zwar noch nichts von Biochemie, da dachte man eher in mechanischen Begriffen, aber auch zu Leibniz' Zeiten gab es bereits Menschen, die sagten: Das Gehirn funktioniert nach den Regeln der Mechanik und bringt damit erst Geist hervor; der Geist ist folglich bloß das Produkt eines funktionierenden Gehirns. Nach derselben Logik kann man dann natürlich noch weitergehen und die Behauptung aufstellen: Nicht Gott hat uns erschaffen, sondern unser Hirn hat sich Gott ausgedacht.

Leibniz entgegnete damals: Vorsicht! Kategorienfehler! Natürlich ist ein Instrument nötig, um eine Melodie hervorzubringen. Mit einem verstimmten Klavier lässt sich keine harmonische Musik erzeugen. Und wenn das Klavier kaputt ist, kommt überhaupt kein vernünftiger Ton mehr heraus. Genauso verhält es sich mit dem Gehirn. Aber – worüber reden wir denn, wenn wir von Musik sprechen? Was entzückt uns denn an der Musik? Die angeschlagene Taste, der Hammerschlag auf der gespannten Saite? Oder der Ton, der daraufhin an unser Ohr dringt und unsere Seele berührt? Ja, das Klavier kann Musik hervorbringen, selbstverständlich. Aber das Klavier *ist* nicht die Musik!

Da man es nicht schöner sagen kann, halte ich mich an Leibniz. Ich entgegne also: Ein funktionierendes Gehirn ist die notwendige Voraussetzung für die Hervorbringung von Geist – aber es ist nicht dasselbe wie Geist! Ist es doch!, sagen meine atheistischen Freunde. Ist es nicht!, sage ich. Doch! Nein! Doch! Nein! Gut, dann fragen wir den Rabbi, der uns da mit seiner Frau gegenübersitzt ... Nein, aber im Ernst. Weil keiner in diesem Punkt nachgeben will und weil wir so nicht weiterkommen, gebe ich dem Gespräch eine andere Richtung.

Du kannst ja bei deiner atheistisch-materialistischen, reduktionistischen Weltsicht bleiben, sage ich. Wenn dich diese Perspektive zu einem glücklichen und zufriedenen Menschen macht – okay. Mich macht sie das nicht. Mich stößt die Annahme, dass da kein Geist sei, dass nur die Materie Wirklichkeit beanspruchen darf, in eine tiefe Trostlosigkeit.

Wieso?

Weil, so antworte ich, deine Perspektive, konsequent durchdacht, auf restlose Vernichtung hinausläuft. Oder kannst du deinem Kind in die Augen schauen und ihm erklären: *Du, Kind, bist letztlich nichts anderes als ein Zellhaufen, der biochemisch reagiert. Und wenn ich dich lieb habe, Kind, ist auch das letztlich nichts anderes als eine biochemische Reaktion in meinem limbischen Gehirnlappen. Und wenn du stirbst, Kind, wirst du den Weg aller Dinge gehen, nämlich in die Verrottung, auf den kosmischen Abfallhaufen des Nichts ...* Also, mich würde diese Perspektive traurig, krank und wahnsinnig machen.

Und nicht nur mich. Auch wenn Atheisten sich ihrerseits dazu äußern, umweht den Atheismus immer eine ergreifende Trostlosigkeit. Oder wie soll man es nennen, wenn der berühmte österreichische Schriftsteller Thomas Bernhard sein gesamtes Schaffen folgendermaßen charakterisiert: »*Das Leben ist letztlich nichts anderes als die Einleitung des Todes, und angesichts des Todes hat nichts einen Sinn*«? Wer sagt, dass es keinen Gott gibt, und das lustig findet, belügt sich selbst, stellt der atheistische polnische Philosoph Leszek Kolakowski fest. Und fährt fort: »*Wenn es stimmt, dass es keinen Gott und keinen Geist gibt, dann muss ich einsehen, dass der Mensch nur ein Staubkorn ist, verloren im sinnlosen Tanz der Atome.*«

Sehr berührt hat mich, wie Woody Allen sich bei verschiedenen Gelegenheiten zu seinem Atheismus geäußert hat. Ich will mit einem witzigen Zitat beginnen. Als ein Reporter ihn mit der Aussicht aufmuntern wollte, dass er in seinen Filmen weiterleben werde, entgegnete er: »*Nehmen Sie es mir nicht übel, aber ich würde lieber in meiner Wohnung weiterleben.*« Dann aber setzt er hinzu: »*Der Gedanke, dass ich in meinen Werken weiterleben werde, bereitet mir nicht mehr Behagen als eine Darmspiegelung. Nein, die Sonne wird erlöschen, ob es uns gefällt oder nicht ...«* – er sei eben ein strikter Atheist, obwohl ihm bewusst sei, dass er ohne den Glauben an Gott ein trauriges Leben ohne Hoffnung führe, furchterregend und düster, ohne Ziel und Bedeutung.

Nichts erwarten, nichts erhoffen und als einziges Gebet das nihilistische Vaterunser Hemingways auf den Lippen: »Unser Nichts im Himmel, geheiligt werde dein Nichts ...« – wie bringt man das über sich? Meine atheistischen Freunde erfüllt es mit Stolz, dass sie es schaffen, sich dieser Trostlosigkeit zu stellen. Sie reklamieren eine besondere Art von Heroismus für sich. Sie sagen: »Ja, ja, es mag sein, dass der Atheismus in die Verzweiflung führt. Aber es hilft ja nichts, dann ist es eben so. Wir können uns die Welt doch nicht schönreden ...« Sie unterschreiben sogar, was Jean-Paul Sartre dazu gesagt hat: *»Von dem Augenblick an, als ich den Heiligen Geist aus den Kellergewölben meines Bewusstseins verjagt hatte (poetische Umschreibung für: Ich wurde Atheist), blieb mir nur der Mut zur Verzweiflung.«* Aber genau um diesen Mut geht es ihnen. Dieser Mut muss reichen, um durchs Leben zu kommen. Mehr als der Mut zur Verzweiflung ist eben nicht drin.

Es ist, wie es ist? Aber wie ist es? Sind es die Dinge, die uns trostlos und verzweifelt zurücklassen, oder ist es die Art, wie wir die Dinge sehen?

Mir ist die heilende Kraft eines gesunden Glaubens so klar wie selten geworden, als ich zwei Texte in kurzem Abstand hintereinander las. Der eine Text war ein Interview mit Woody Allen zu seinem 70. Geburtstag. Dort sagte er mit hinreißender Aufrichtigkeit: »Meine Mutter erzählte mir, dass ich ein fröhliches Kind gewesen sei. Bis zu dem Augenblick, als ich mir als Jugendlicher Gedanken machte und zu der Einsicht kam, dass alles, aber wirklich alles, was mir lieb war, im

Nichts verschwinden würde, im Tod und in der Dunkelheit: meine Eltern, meine Freunde, mein Haus, ich selbst, die Sonne, alles. Und«, so fuhr er fort, »seit dem Augenblick, als mir bewusst wurde, dass alles durch ein gigantisches Abflussrohr ins Universum und damit ins Nichts weggespült wird, seit dem Augenblick, als ich Atheist wurde, gab es in meinem Leben keine Phase, keine einzige, in der ich wirklich glücklich gewesen wäre.«

Wenige Tage später fiel mir ein anderer Text in die Hände. Es war die Predigt, die ein gewisser Kardinal Joseph Ratzinger in der *missa pro eligendam papam* vor den anderen Kardinälen gehalten hatte, also in der Messe vor der Papstwahl. Diese Predigt hatte Ratzinger im Duktus eines einfachen Pastors verfasst, also nicht hochtheologisch ausgearbeitet, sondern als allgemein verständliche Erklärung seiner Glaubensperspektive angelegt, und da sagte er in seinem etwas schüchternen, süddeutschen Tonfall:

»Alle Menschen wollen, dass etwas bleibt. Aber was bleibt? Nicht das Geld. Nicht die Gebäude. Ebensowenig die Bücher. Nach einer gewissen, mehr oder weniger langen Zeit sind alle Dinge verschwunden.« (Bis hierhin klingt Ratzinger wie Woody Allen. Doch jetzt die andere Perspektive:) »Das Einzige, das nach meinem Glauben bleibt, ist die menschliche Seele. Denn sie ist kostbarer als das ganze Universum. Deshalb ist das, was von uns bleibt, das, was wir in die Seelen anderer Menschen hineingelegt haben: die Erkenntnis. Die Liebe. Das Wort, das die Seele berührt und öffnet zur Freude.«

Was für ein Satz! Was für ein anderes Licht mit einem Mal auf die Dinge fällt! Man halte das atheistische Glaubensbekenntnis von Woody Allen dagegen – dort nachtschwarzes Unglück, hier geradezu sommerliches Glück; dort der Mensch mit seinem Sehnen und Hoffen als tragischer Fremdkörper im Universum, hier als Bewohner einer

Welt, die durch einen Perspektivwechsel zur Heimat geworden ist.

Es ist, wie es ist? Und aller Trost bloß Selbsttäuschung? Was wäre das für eine seltsame Evolution, halte ich meinen atheistischen Freunden entgegen, die ihr ganzes Gedankengerüst auf diesem Wort »Evolution« aufbauen, was wäre das für eine seltsame Evolution, die alles menschliche Denken und Streben in eine Sackgasse führt? Die das Sinnen und Nachdenken des Menschen auf dem Höhepunkt seiner Entwicklung in die Erkenntnis münden lässt, dass alles sinnlos ist? Warum sollte ich Durst entwickeln, wenn es kein Wasser gibt? Warum sollte ich Hunger verspüren, wenn es keine Speise gibt? Denn – diese Sehnsucht, dass wir mehr als ein biochemischer Zellhaufen sind, lebt in allen Menschen. Soll sich unsere Wahrheitsliebe mit der Auskunft begnügen: Diese Sehnsucht ist Quatsch? Was wäre das für eine absurde Evolution – die uns mit Sehnsucht ausstattet, ohne dass sie erfüllt werden könnte?

Und deshalb neige ich der Perspektive meiner Eltern zu, die mich katholisch erzogen haben. Gewiss, auch mit dem Nachteil der Enge. Aber im Grunde haben sie mir das wunderbarste Geschenk gemacht, das einem Kind zuteilwerden kann. Wenn meine Mama mir in die Augen schaute, dann wusste ich, was sie dachte, nämlich etwa Folgendes: Kind, Willibert, du hast eine Seele. Und deine Seele ist unendlich mehr als Zellmasse. Du bist ein einmaliger Mensch und in deinem innersten Kern durch nichts zu zerstören, auch nicht durch den Tod.

19. Märchen und Gedichte oder: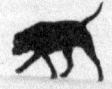
Die wahren Weltgeschichten

Es ist, wie es ist? Aber wie ist es?

Es ist, wenn wir ehrlich sind, je nachdem. Es ist eine Frage der Perspektive und der Herangehensweise. Mit welchen Augen schaue ich auf die Welt? Mit den Augen des Verstandes? Dann wird mir alles zum Objekt, und ich lerne, wie die Welt funktioniert. Oder mit den Augen der Religion? Dann wird mir alles zum Subjekt, und ich lerne zu leben, und zwar so zu leben, dass meine Seele berührt und zur Freude geöffnet wird.

Das eine schließt das andere nicht aus. Beides ist gut, beides ist wichtig. Der Verstand kann aber nicht die Aufgabe der Religion übernehmen. Der atheistische Fatalismus bringt keine Poesie hervor – was sollte er besingen? Die Trostlosigkeit? Eine objektive Welt verstummt, sie spricht nicht zu uns, sie knallt uns nur Fakten an den Kopf, Informationen genannt. Erst die Zauberkraft der Fantasie, der Liebe und der Sehnsucht bringt die Welt zum Sprechen. Und nur in einer Welt, die auf diese Art mit uns redet, als ein lebendiges Gegenüber, können wir uns zu Hause fühlen.

Was wir verlieren, wenn wir nur noch objektive Fakten gelten lassen wollten, hat uns vor fast 200 Jahren Jean Paul mit unüberbietbarer Sprachgewalt in seiner *Rede des toten Christus vom Weltgebäude herab, dass kein Gott sei* ausgemalt. Ich liebe diesen Text; er gehört für mich zu jener Art von Literatur, die die Gedanken ins Licht wendet. Lassen Sie mich zwei kurze Abschnitte daraus zitieren.

Da lesen wir zunächst, wie sich Christus in einem beklemmenden Traum durch eine Welt bewegt, der Gott abhanden gekommen ist:

»Und als Christus das reibende Gedränge der Welten, den Fackeltanz der himmlischen Irrlichter und die Korallenbänke schlagender Herzen sah, und als er sah, wie eine Weltkugel um die andere ihre glimmenden Seelen auf das Totenmeer ausschüttete ..., so hob er groß wie der höchste Endliche die Augen empor gegen das Nichts und gegen die leere Unermesslichkeit und sagte: ›Starres, stummes Nichts! Kalte, ewige Notwendigkeit! Wahnsinniger Zufall! Kennt ihr das unter euch? ... Wie ist jeder so allein in der weiten Leichengruft des Alls! Ich bin nur neben mir – O Vater! O Vater! Wo ist deine unendliche Brust, dass ich an ihr ruhe? – Ach, wenn jedes Ich sein eigener Vater und Schöpfer ist, warum kann es nicht auch sein eigener Würgeengel sein? ...«

Ein Universum des Grauens. Und dann die wunderbare Wende. Das Erwachen aus diesem Albtraum, das Erwachen in eine beseelte, zu Lobgesängen anstiftende Welt, in genauso starken Worten geschildert:

»Meine Seele weinte vor Freude, dass sie wieder Gott anbeten konnte – und die Freude und das Weinen und der Glaube an ihn waren das Gebet. Und als ich aufstand, glimmte die Sonne tief hinter den vollen purpurnen Kornähren und warf friedlich den Widerschein ihres Abendrots dem kleinen Monde zu, der ohne Aurora im Morgen aufstieg; und zwischen dem Himmel und der Erde streckte eine frohe, vergängliche Welt ihre kurzen Flügel aus und lebte, wie ich, vor dem unendlichen Vater ...«

Ein unglaublich ergreifender Text. Nach der Gottesferne die Gottesnähe, und siehe da, der Mensch ist in seinem Element. Solche erlösenden Bilder schafft die Literatur, die Kunst, die sich aus der Liebe und aus der Sehnsucht nährt.

Sie taucht die Welt in ein anderes Licht, sie öffnet die Augen für andere Perspektiven. In den letzten Jahren hat solche Literatur zu meiner Genesung beigetragen, und mittlerweile habe ich einen regelrechten Sensor für Märchen, Lieder und Geschichten entwickelt, die den trostlosen Fakten die Wahrheit einer menschengerechten, lebenswarmen Wirklichkeit entgegenhalten. Ich will deshalb nun meinerseits ein Loblied auf die Poesie anstimmen.

Erinnern Sie sich noch an Ihr erstes Lesebuch in der Schule? Wenn Sie Glück haben, war das vor der Bildungsreform der Siebzigerjahre. Ab da galten nur noch gesellschaftskritische Texte und möglichst abstrakte Kunstwerke als korrekt; Märchen und Gedichte standen im Verdacht, Kindern eine heile Welt vorzugaukeln, und heile Welt – das ging gar nicht, das führte die armen Kleinen bloß in die Irre ... Eskapismus!, schallte es durch die Welt der aufgeklärten Pädagogik. Nur wenige Kinderbuchautoren wie z.B. Otfried Preußler oder Michael Ende wehrten sich gegen diesen Mainstream.

In meinem ersten Lesebuch waren noch wunderbar gegenständliche Gemälde, die zum Beispiel die vier Jahreszeiten darstellten. Ich erinnere mich, wie sie mich verzauberten und ich in meiner Fantasie darin spazieren ging. Daneben stand ein passendes Gedicht, das wir auswendig lernen mussten. (Um Gottes willen! Auswendiglernen! Das ist autoritärer Drill!) Für moderne Pädagogen eine Zumutung – ich zehre noch heute davon. Dieses ist nun das erste Poem, von Eduard Mörike geschrieben, welches ich in der Schule lernte:

»*Frühling lässt sein blaues Band*
Wieder flattern durch die Lüfte,
Süße, wohlbekannte Düfte
Streifen ahnungsvoll das Land.«

Irreführend, nicht wahr? Aber schön. Und diese wunderbare Welt der Poesie begleitet mich seit frühsten Kindertagen. So hat sich in meiner Seele ein Schatz von Bildern angesammelt, die meine Welt auch in den Stunden der Dunkelheit überstrahlen. Wie könnte man sich zum Beispiel dem Zauber entziehen, der von Goethes Gedicht *Wanderers Nachtlied* ausgeht?

»*Über allen Gipfeln ist Ruh,*
über allen Wipfeln spürest du,
kaum einen Hauch.
Die Vöglein schweigen im Walde,
warte nur, balde ruhest du auch.«

Und wie herrlich sind die Gedichte des unvergessenen Heinz Erhard, der die Werke Ludwig Uhlands ad absurdum führte:

»*In trauter Stube beisammen sind*
Großmutter, Mutter und Kind.
Wer ist beisammen? Jetzt wissen wir's schon –
Urahne, Großmutter, Mutter und Sohn ...
Der Blitz schlägt ein, und alles verglimmt,
zu Urhammel, Großbutter, Zucker und Zimt.«

Gedichte werden mich bis ans Lebensende begleiten. Hiermit gebe ich öffentlich kund: Auf meinem Grabstein soll dereinst ein Satz von Altmeister Goethe aus seinem Drama *Torquato Tasso* geschrieben stehen. Der Held dieses Stückes wird getrieben von der Frage aller Fragen: Wer sind wir? Wo kommen wir her? Wo gehen wir hin? Ist der Mensch nichts weiter als ein biochemisches Wesen auf der Reise ins Nichts? Oder ist er mehr? Ist der Tod das Ende oder ein Übergang der unsterblichen Seele, wie es uns die Perspektive des Glaubens lehrt? Und nun beobachtet er eine Raupe, die damals noch den schönen Namen Seidenwurm als Gattungsnamen trug, beim Einspinnen in ihren Kokon aus Seidenfäden. Sie baut sich quasi ihren eigenen Sarg. Tasso scheint dies wie ein Sinnbild der Absurdität des Lebens, das nichts anderes ist als die Einleitung des Todes. Dann aber geht ihm auf, dass die Raupe zwar stirbt, aber dies nur die notwendige Stufe ist hin zur Verwandlung zum Schmetterling. Der Tod ist demnach nicht anderes als die Vorstufe zur Metamorphose. Ist es beim Menschen vielleicht auch so?

Welch eine österliche, frühlingsvolle Hoffnung, verdichtet in dem Ausruf Tassos: »Ach, dass ein guter Gott uns gebe, gleich dem Seidenwurm in einem neuen Sonnental die Flügel auszubreiten.« Das sei auf meinem Grabstein geschrieben. Denn ich glaube Herrn Hardenberg alias Novalis, der da sagt:

»*Wenn in Märchen und Gedichten*
steh'n die wahren Weltgeschichten,
dann fliegt von einem einzigen Wort
das ganze falsche Wesen fort.«

Ja, sie stehen in Märchen und Gedichten. Und zwar deshalb, weil da die menschliche Perspektive zur Geltung kommt. Nicht die objektive Wahrheit der Fakten, sondern die subjektive Wahrheit, die einen starken Widerhall in der Seele erzeugt, die anrührt und aufwühlt, die eine verborgene Sehnsucht anspricht oder persönlichen, womöglich unaussprechlichen Erfahrungen eine Stimme und eine Bedeutung verleiht. Die Wahrheit der Märchen und Gedichte überschreitet eben den engen Erfahrungshorizont, der für den Verstand die letzte Grenze darstellt, und bringt uns das Unerhörte und Unbegreifliche zur Anschauung. Darin besteht die Kraft der Poesie, darin besteht auch die Kraft der Religion.

Und deswegen war ich ganz begeistert, als ich unlängst auf dem 99. Katholikentag in Regensburg auf meine Freunde von der Giordano-Bruno-Stiftung traf. Sie hatten auf dem Domplatz ihren Stand aufgebaut, um gegen die Tausende und Abertausende von Gläubigen zu protestieren, und machten mit markigen Sprüchen auf sich aufmerksam: »Wissen statt Glauben!«, »Religion ist Dummheit!«, »Glauben ist eine Geisteskrankheit!«, und – ich traute meinen Augen nicht: »Die Bibel ist ein Märchen!« Ja, hoffentlich!, dachte ich. Hoffentlich ist sie ein Märchen! Denn da stehen die wahren Weltgeschichten drin, wie schon der Herr Novalis wusste.

Und dann sah ich etwas, was die Giordano-Bruno-Leute in ihrem Eifer wohl nicht sahen. Mein Blick fiel auf die Fassade der steinalten Kathedrale hinter ihnen, und sie erstrahlte im goldenen Licht der Abendsonne. Sie glühte förmlich auf in überfließender Schönheit. Auch sie war ein Märchen, und mein Herz füllte sich mit Freude. »Schaut auf die Kathedrale, meine empörten atheistischen Freunde!«, hätte ich ihnen am liebsten zugerufen. »Schaut, und ihr werdet erkennen, warum wir Geisteskranke glauben! Nämlich aus Sehnsucht nach Schönheit und Leben und Liebe ohne Ende.« Aber vielleicht braucht man dafür andere Augen. Weit geöffnete Augen wie die des einen Wanderers in Antoine de Saint-Exupérys schöner, kleiner Parabel, die folgendermaßen geht: *Am Wegesrand liegt eine Unmenge von Steinen auf Halde. Da kommen zwei Wanderer vorbei. Der eine sieht einen Haufen Steine, der andere aber die Idee einer Kathedrale ...*

Da haben wir's, hätte Herr Epiktet gesagt.

»Religion ist eine Erfindung, um die Menschen zu unterdrücken!«, hatte es auf einem der Plakate am Giordano-Bruno-Stand in Regensburg geheißen. Dieser Ansicht schließen sich immer mehr Menschen an: Befreit aufatmen könne man nur als Atheist, als Gläubiger aber sei man in einem realitätsfernen, dogmatisch vergifteten Weltbild gefangen ... Nun gut, machen wir die Probe aufs Exempel. Ich möchte dazu eine Geschichte erzählen.

Der profilierteste Lehrstuhl in der katholischen Theologie ist der Romano-Guardini-Lehrstuhl. Dieser Romano Guardini, ein großer Theologe und Denker, war in der Tat ein unfreier Mensch, er wurde nämlich sein Leben lang von schlimmsten Depressionen gequält. Er schrieb sogar ein Buch mit dem Titel *Vom Sinn der Schwermut*, in dem er der Depression auf den metaphysischen Grund geht und zu dem Ergebnis kommt: »Die Sensibilität (des Depressiven) macht den Menschen verwundbar durch die Erbarmungslosigkeit des Daseins.« Diese Erbarmungslosigkeit besteht für ihn aber nicht in der Grausamkeit des Schicksals. Sie besteht vielmehr darin, »dass etwas in den Dingen gesucht wird, leidenschaftlich und überall, was sie nicht haben.« Und was wird in den Dingen gesucht? Die »Glut und Erfüllungskraft«, nach denen es den Menschen dürstet. Doch »die Dinge sind endlich«, muss er einsehen und klingt jetzt beinahe wie Woody Allen, »alle Endlichkeit aber ist defekt. Und dieser Defekt ist Enttäuschung für das Herz, welches nach Unbedingtheit verlangt. Diese Enttäuschung breitet sich aus und wird zum Gefühl einer großen Leere ...« Wusste ja auch schon der olle Goethe: »Denn wahre Lust will Ewigkeit, will tiefe, tiefe Ewigkeit.«

Als Mensch, der mit Depression geschlagen ist, leidet Romano Guardini also unter der Erfahrung der Leere, die der Atheismus mit einer gewissen Genugtuung zur letzten Gewissheit erklärt. Guardini aber kämpft dagegen an. Er würgt sein Verlangen nach dem Absoluten und seine Sehnsucht nach Liebe nicht ab. Die Welt erlebt er als große Enttäuschung, sucht aber weiter und findet die Erfüllung dort, wo die heilige Teresa von Ávila sie auch fand, nachdem sie ihre Depression überwunden hatte: »Gott ist alles, Gott ist genug.« Und von dieser Warte aus kann er einen Satz schreiben, der viele Menschen in einer konkreten historischen Situation vor dem Absturz in die völlige Verzweiflung bewahrte. Ich weiß das, weil es einen Zeugen dafür gibt. Und hier kommt Monsignore Scheipers ins Spiel.

Scheipers ist, soviel ich weiß, der letzte Priester, der ein KZ überlebte. Er zählt über 90 Jahre, hält immer noch Vorträge, vor allem an Schulen, und bekommt immer wieder die Frage gestellt: Wie konnten Sie die Hölle des Konzentrationslagers überleben, seelisch überleben, ohne dauerhaften Schaden zu nehmen? Scheipers gibt dann stets dieselbe Antwort. Er sagt: »Uns hat ein Satz von Romano Guardini gerettet. Dieser Satz lautet: Geborgenheit im Letzten gibt Gelassenheit im Vorletzten.«

Geborgenheit im Letzten ... Das ist die Perspektive von Ostern. Der Blick, der über das Kreuz hinweg ins leere Grab schwenkt und sich von dort auf den Auferstandenen richtet. Jetzt könnte man sagen: Bei einem KZ von »vorletzten Dingen« zu sprechen, ist angesichts des himmelschreienden Leids einigermaßen zynisch. Aber diesen Satz habe ich von einem Menschen gehört, Monsignore Scheipers eben, der ihm sein seelisches Durchhaltevermögen verdankte, und er stammt aus der Feder eines Menschen, der lebenslang unter den Qualen der Depression litt. Wer wie Scheipers selbst aus der Hölle kommt, denke ich, hat sehr wohl das Recht, diesen Satz zu zitieren. Und im Übrigen stellt sich die Frage: Hätte das KZ diese Menschen weniger angefochten, wenn sie geglaubt hätten, das Vorletzte sei schon das Letzte?

Ich kann es mir nicht vorstellen. Dazu fehlt mir die Fantasie. Was ich mir aber durchaus vorstellen kann, ist der Durst, über den Ernesto Cardenal, der Dichter und Revolutionär aus Nicaragua, geschrieben hat. Cardenal ist eine der Ikonen meiner Jugend, und seine poetische Meditation über den Durst in den Augen der Menschen gehört zu meinen Schlüsseltexten. Für mich beweist er, dass der Blick wie von selbst ins Unendliche geht, wenn man die Menschen nur aus nächster Nähe ins Auge fasst. Ich möchte deshalb zum Abschluss dieses Kapitels daraus zitieren:

»In den Augen aller Menschen wohnt eine unstillbare Sehnsucht. In den Pupillen der Menschen aller Rassen, in den Blicken der Kinder und Greise, der Mütter und liebenden Frauen, in den Augen des Polizisten und des Angestellten, des Abenteurers und des Mörders, des Revolutionärs und des Diktators und in denen der Heiligen. In allen wohnt der gleiche Funke unstillbaren Verlangens nach Glück und Freude und Besitz ohne Ende. Dieser Durst, den alle Wesen spüren, ist die Sehnsucht nach Gott. Der unstillbare Durst der Diktaturen nach Macht und Geld und Besitz ist in Wirklichkeit Suche nach Gott. Der Liebende, der Forscher, der Geschäftsmann, der Agitator, der Künstler und der kontemplative Mönch, alle suchen dasselbe, nämlich Gott und nichts als Gott. Die Gesichter der ganz jungen Mädchen tragen einen Abglanz Gottes, darum sind sie so faszinierend für uns. Weil wir geschaffen wurden für das ewige Leben. Gott ist die Heimat aller Menschen, er ist unsere einzige Sehnsucht. Gott ist im Innersten aller Kreatur verborgen und ruft uns. Das ist die geheimnisvolle Ausstrahlung, die von allen Wesen ausgeht. Wir hören seinen Ruf in der Tiefe unseres Wesens wie die Lerche, die in der Frühe von ihren Gefährten geweckt wird, oder wie Julia, die Romeo unter ihrem Balkon rufen hört.«

20. Lassen sich Kirche und Karneval vereinbaren? oder: Das große Entweder-Oder

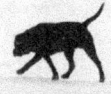

»So. Also fromm wollen Sie sein, Herr Pauels. Und depressiv? Aber beides zusammen geht ja wohl nicht ...«

Das war der Tenor eines Briefs, der mich in der Klinik erreichte – wo ich, nebenbei gesagt, von Post regelrecht überschüttet wurde, die große Mehrzahl davon Genesungswünsche. Die E-Mails bekam ich zunächst nicht zu Gesicht, weil in der Klinik sinnvollerweise E-Mail-Verbot herrscht, aber meine Frau hatte alle gesammelt und ausgedruckt, und als es mir besser ging, durfte ich sie lesen. Über die allermeisten Briefe habe ich mich sehr gefreut – da setzten sich Menschen hin, ob sie mich persönlich kannten oder nicht, und brachten ehrlich gemeinte, besorgte oder aufmunternde Worte zu Papier ... eine herzerwärmende Vorstellung. Die Bläck Fööß zum Beispiel schrieben: »Willibert, lasses dir jut jonn, komm wieder op de Been. Alles kann ich ligge, nur nit, dat mer mich driev ...« (also: Lass es dir gut gehen, komm wieder auf die Beine. Alles kann ich leiden, nur nicht, dass man mich hetzt.)

Aber es waren auch kritische Stimmen darunter, in der Regel übrigens anonym, und einer dieser Namenlosen schrieb mir Folgendes: »Herr Pauels. Es war schon unerträglich, dass Sie in einer Penetranz Kirche und Karneval miteinander verbinden mussten. Jetzt erfahren wir durch die Presse, dass Sie wegen einer Depression in einer Klinik sind. Sie sind doch ein Lügner und ein Heuchler. Denn entweder sind Sie fromm oder depressiv.«

Das ist natürlich ein horrender Blödsinn. Nach dieser Logik wären Luther, Guardini, die heilige Teresa, Kierkegaard und viele andere ebenfalls Heuchler und Lügner gewesen. Aber sie waren tiefreligiöse Menschen. Unablässig auf der Suche nach Gott, von einer unersättlichen Sehnsucht und einem großen Durst nach Gott erfüllt, fanden sie sich, wie wir gesehen haben, gedanklich oft in einer furchtbaren Gottesferne wieder.

Tatsache ist, dass es in dieser Sache kein Entweder-Oder gibt. Wahr ist aber auch, dass das Ausschließlichkeitsdenken in vielen Köpfen drinsteckt, dass immer wieder Gegensätze gesehen werden, wo sich aus anderer Perspektive die Dinge vertragen und verbinden. Ich kannte das Problem seit Langem. Schon im Karneval war das große Entweder-Oder ein Dauerbrenner, allerdings in abgewandelter Form – dort hieß es: Entweder frech oder fromm. Ich war beides, und damit ging der Ärger los ...

Um mit einem Witz zu beginnen:

Nach den tollen Tagen treffen sich zwei Funkenmariechen zu Aschermittwoch im hohen Dom zu Köln, um sich das Aschekreuz abzuholen. Sie kommen mit dem Kreuz auf der Stirn aus der Kirche, da sagt das eine Mariechen zum anderen: »Das will ich dir sagen, jetzt bin ich aber richtig froh, dass die Tage vorbei sind.« Worauf das andere antwortet: »Ich wünschte, ich hätte sie endlich!«

Au weia, den hätte ich gar nicht erzählen dürfen, als katholischer Diakon. Und den folgenden dürfte ich eigentlich erst recht nicht erzählen:

Was ist der Unterschied zwischen einem katholischen Priester und einem evangelischen Pastor? Na? – Beim evangelischen Pastor hängt die Kinderwäsche ums Haus, beim katholischen Priester im ganzen Dorf ...

Also, den nehme ich selbstverständlich sofort zurück. Aber im Ernst – das war 17 Jahre lang tatsächlich die große Frage: Darf ich solche Witze machen, auf der Bühne, als Mann der Kirche? Denn, und jetzt kommt das große Entweder-Oder: entweder Diakon oder Witzbold. Entweder Kirche oder Karneval.

Mit anderen Worten: Die einen fanden meine derben Witze gut, nahmen mir aber den ordentlich geweihten Diakon nicht ab. Die anderen fanden den Diakon gut, nahmen mir aber meine derben Witze übel. Die einen waren der festen Überzeugung: Wenn ich mich auf der Bühne als Geistlicher vorstelle, sei das eine erfundene Rolle, denn Kirche und Karneval passen wohl kaum zusammen. Und meine frommen Kritiker sagten: »Gerade Sie als Mann der Kirche sollten doch jeglichen Spott und jegliche Lästerei unterlassen.« Also zum Beispiel als Katholik nicht über Evangelische herziehen (oder als Kölner über Düsseldorfer). Da stellt sich die Frage: Über wen denn sonst? Eines Tages aber fand ich tatsächlich folgende Nachricht auf meinem Anrufbeantworter, natürlich anonym: »Sie sind ein unverschämter und raffinierter Mensch. Lassen Sie gefälligst die Evangelischen in Ruhe!«

Es kam aber noch dicker. Wenn ich mir Witze geleistet hatte, die an der Grenze waren, etwa respektlose gegenüber der Kirche oder solche unter der Gürtellinie, setzte es Beschwerdebriefe an meinen damaligen Bischof, Kardinal Meisner. Nicht viele, aber regelmäßig, mit der Forderung, mich sofort von der Bühne zu holen. Erste Kostprobe: »Seine Vorträge sind nicht nur geistlos, sondern dumm, primitiv und auf niedrigem Niveau.« Zweite Kostprobe: »... vielleicht können Sie, verehrter Herr Kardinal, diesem primitiven Treiben entgegenwirken oder gar ein Ende setzen!« Dritte Kostprobe: »... wahrscheinlich hat ihn noch niemand darauf aufmerksam

gemacht, dass sich das für einen Gottesmann nicht gehört!«
Doch, hatte. Nur genützt hatte es nichts.

Niemals werde ich den ersten Witz dieser Art und den anschließenden Beschwerdebrief vergessen. Der Witz wurde von mir bei meiner ersten Fernsehsitzung in der Session 1995/96 dargeboten, und einige Tage später hielt ich einen Brief in Händen, vom Generalvikariat an mich weitergeleitet. Dort stand: »Sehr geehrter Herr Pauels, anbei ein Brief, worin Sie der Gotteslästerung bezichtigt und angezeigt werden.«

Was hatte ich Schlimmes gemacht? Der beanstandete Witz ist uralt, aber um meiner Chronistenpflicht zu genügen, sei er hier noch einmal erzählt. Also:

Der Chef vom Kölner Dom ist nicht der Kardinal. Der wäre es gern, ist es aber nicht. Der Chef vom Kölner Dom ist der Dompropst. Und dieser Dompropst wollte nun im Dom eine besondere Predigt halten, eine außergewöhnliche, nie dagewesene Predigt. Aber wie, aber was? Er überlegt. Und hat die Lösung! Eine Predigt über den Heiligen Geist, aber keine gewöhnliche, sondern eben eine nie dagewesene.

Also besorgt sich der Dompropst eine Taube, da ja, wie jeder weiß, der Heilige Geist als Taube dargestellt wird. Diese Taube drückt er dem Domküster in die Hand mit der strengen Anweisung: »Herr Müller, wenn ich in meiner Predigt zu der Stelle gelange: ›Der Heilige Geist möge erscheinen!‹, dann lassen Sie die Taube in den Dom flattern!« – »Selbstverständlich, Herr Dompropst.« Und die besondere, außergewöhnliche, nie dagewesene Predigt beginnt. Der Domprobst kommt an die Stelle: »Der Heilige Geist möge erscheinen!« – gespannte Stille – und es erscheint: nichts! Leises Gemurmel im Publikum. Der Dompropst wird nervös. Er ruft nochmals, lauter: »Der Heilige Geist möge erscheinen!!« – Da geht die Tür der Sakristei auf. QUIIIITSCH. Der Küster erscheint. Und ruft: »Er kann nit kommen. De Katz hätt'en jefressen!« – Tä-tä!

Das war er, der berühmte Witz. Also, noch einmal: Darf ich das als Gottesmann? Oder habe ich vielleicht übersehen, dass Kirche und Karneval sowieso und grundsätzlich unvereinbar sind?

Nun, Kirche und Karneval sind natürlich keine verschiedenen Welten. Der Leverkusener Imam, der den Karneval unter die katholischen Hochfeste zählte, hatte selbstredend einen guten Riecher. Wo auf der Welt wird denn Karneval gefeiert? Überall dort, wo es katholisch zugeht, in Rio, in New Orleans, in Aachen, Mainz und Köln und Düsseldorf. Kirche und Karneval bilden schon deswegen ein Paar, weil der Karneval aufs Engste mit der bevorstehenden Fastenzeit zusammenhängt – sowohl carne vale (Fleisch, leb wohl!) als auch Fastnacht und Fastelovend spielen auf die Fastenzeit an. In vorchristlicher Zeit war dieses bacchanalische Fest als Verabschiedung des Winters gedacht. Da wurden am Übergang zum Frühling, wenn das Leben erwacht, die römischen Saturnalien gefeiert, da brach sich die Sinnenlust Bahn, da wurden jene Kräfte gefeiert, die gegen die Kälte und Dunkelheit des winterlichen Sterbens streiten. Und in christlicher Zeit tobt sich der Mensch im wilden Tanz des Karnevals noch einmal aus, bevor er sich in aller Stille auf Christi Leiden und Sterben vorbereitet.

Im Übrigen gehört die angebliche Leib- und Sinnenfeindlichkeit der Kirche zu den großen, aber unausrottbaren Irrtümern. Der ausgelassenste, der rauschhafteste Karneval wird in den katholischen Ländern Mittel- und Südamerikas gefeiert. Unvorstellbar etwa, dass der erotischste Tanz, der Tango, im nordamerikanischen Bible Belt erfunden worden wäre. Oder in Dschalalabad ... Unvorstellbar.

Nein, und damit komme ich zu dem Grundirrtum: Entweder-Oder ist nicht katholisch. Katholisch ist Sowohl-Als auch. Sicher, manchmal ist ein Entweder-Oder fällig – Eure Rede sei ja, ja, nein, nein –, immer kann man nicht herumlavieren. Aber das Entweder-Oder darf nicht zum Prinzip erhoben werden, denn dann treibt es den Menschen in einen Dauerstress. Als Kronzeugen dafür möchte ich zwei Prominente aufrufen, einen unverdächtigen und einen verdächtigen. Der unverdächtige ist Nikolaus von Kues (oder Cusanus), für mich einer der größten Theologen überhaupt, geboren 1401. Und der verdächtige ist Laurentius von Schnüffis, etwas später geboren, 1633.

Zunächst Nikolaus von Kues.

Der Mann war natürlich Rheinländer. Na gut, ich gebe zu: Er kam aus dem erweiterten Rheinland, nämlich aus dem Moselstädtchen Kues. Dieser Nikolaus von Kues war ein Genie seiner Zeit, in seinem Denken Jahrhunderte voraus. Er schrieb ein Mathematikbuch, das erst im 20. Jahrhundert verstanden wurde. Parallelen treffen sich im Unendlichen, behauptet er darin – heute ein anerkannter Lehrsatz, damals eine irrsinnige These. Und genauso brillant war er auf anderen Feldern.

In der Pädagogik zum Beispiel. Zu seiner Zeit galt selbstverständlich noch die Pädagogik der »Tigermoms« (amerikanischer Ausdruck für autoritäre Drill-Erziehung), also klare Regeln, Zucht und Ordnung und keine Widerworte. Nikolaus stellte die Prügelpädagogik infrage. Er sagte: Kinder sind wie kleine Pflanzen. In ihnen ist alles schon angelegt; ein Lehrer muss deshalb wie ein Gärtner vorgehen. Und ein Gärtner wird sich hüten, auf seine Pflanzen einzuprügeln, der wird sie vielmehr so behandeln, dass sie sich bestmöglich entwickeln und entfalten. Und damit komme ich zum Punkt: Obendrein erfand Nikolaus von Kues nämlich die sogenannte negative

Theologie, deren Grundgedanke lautet: Wir können über Gott nichts Konkretes aussagen. Gar nichts. Also ganz im Sinne von Augustinus, der bereits gewarnt hatte: »Wenn du ihn begreifst, ist es nicht Gott!« Nikolaus ergänzte nun: Wir können nur feststellen, was Gott nicht ist. Und sein genialster Satz heißt: »Gott ist der Zusammenfall aller Gegensätze.« Da gibt es also kein Entweder-Oder mehr, da gibt es nur noch ein Sowohl-Als auch.

Und uns Sterblichen geht es, in aller Bescheidenheit sei's gesagt, nicht viel anders. Auch wir sind aus Gegensätzen zusammengesetzt. Zwar ist es gewiss nicht falsch, mit einem Hirten- oder Bibelwort immer wieder mal etwas Ordnung ins innere Durcheinander der Gefühle und Gedanken zu bringen, aber bitte nicht zu viel. Denn erstens: When too perfect, lieber Gott böse, und zweitens hat der Mensch dann nichts mehr zu lachen. Deshalb hier ein weiterer lasterhafter Witz; auch er, zugegeben, schon etwas älter:

Der Bischof ist zu Besuch bei einem Pfarrer. Dieser zeigt ihm das Pfarrhaus, die Küche, das Wohnzimmer, das Schlafzimmer – »Moment! Das ist doch ein Doppelbett«, sagt der Bischof erschrocken und zeigt auf das Corpus Delicti. »Keine Sorge«, beruhigt ihn der Pfarrer. »Es ist zwar so, dass auf der einen Seite ich und auf der anderen die Haushälterin schläft, aber, Herr Bischof – es ist nicht so, wie Sie denken. Schauen Sie, hier, zwischen den Betten, ist eine deutlich sichtbare Linie gezogen. Und« – so der Pfarrer triumphierend – »diese Linie darf nicht überschritten werden. Wenn doch, muss der Betreffende eine Strafe zahlen. 10 Cent.« – »Was? 10 Cent?«, fährt der Bischof dazwischen. »10 Cent – das ist doch nichts!« – »Sagen Sie das nicht«, erwidert der Pfarrer. »Dat läppert sich zusammen ...«

Womit mir ein fast nahtloser Übergang zu Laurentius von Schnüffis gelungen ist. Der war nämlich der »Mick Jagger des

Barock«, ein fahrender Sänger, Dichter und Komponist, dessen erste Lebenshälfte unter dem Motto Sex, Drugs and Rock 'n' Roll stand. Man weiß aus seinen Schriften, dass er nicht nur die Töchter verführte, sondern die Mütter gleich mit, und manches Schlafzimmer fluchtartig verlassen musste. Später wurde er fromm und dichtete Marienlieder, aber solche, die es in sich haben, aus denen man die alte Leidenschaft herausspürt.

Sein bekanntestes Marienlied beginnt mit den Worten »Wunderschön-prächtige, hohe und mächtige, liebreich-holdselige, himmlische Frau« – schon das eine ziemlich stürmische Huldigung – und steigert sich dann zu dem Treue- und Liebesschwur: »Gut, Blut und Leben will ich dir geben, alles, was immer ich hab, was ich bin, geb' ich, Maria, mit Freuden dir hin.« Wenn ihr wüsstet, denke ich, ihr, die ihr in Altötting das *Wunderschön-prächtige* anstimmt, welcher Halodri das geschrieben hat! Ich gebe mich dir hin – so spricht auf jeden Fall die Leidenschaft, und das stört hier überhaupt nicht, das ist gut so, denn auch die Leidenschaft gehört meines Erachtens zur Religion, die Leidenschaft wie auch das Lachen. Bloß kein Entweder-Oder!

Und damit bleibt in diesem Zusammenhang eigentlich nur noch eine Frage offen, nämlich die Frage aller Fragen: Wie hat Kardinal Meisner auf die Beschwerden über mich reagiert?

Ich verrate kein Geheimnis: Kardinal Meisner ist nicht gerade »der Rheinländer an sich«. Er hatte auch kein Problem damit zu ermahnen, im Gegenteil, das hat er immer gern getan – weshalb ich im Scherz die Vermutung auszusprechen pflegte: Wahrscheinlich hat er ein Doppelbett, damit er sich auch nachts querlegen kann. Aber, erstaunlicherweise: Er hat mich ob meiner unbotmäßigen Späße niemals ermahnt. Wie kommt das?

Nun, zum einen: Jeder mit einiger Erfahrung weiß, dass im Rheinland die Welt des Heiligen mit der Welt des Profanen seit jeher auf geniale Weise vermischt wird, und der Kardinal gehörte nicht zu denjenigen, denen das entgangen ist. Und zum zweiten: So streng und oft launisch Kardinal Meisner war, aber eins war er nicht – er war kein Fundamentalist. Er gehörte nie zu den Ideologen und salafistischen Gestalten, die einschnappen, wo andere lachen können.

Lachen und gesunde Religiosität gehören zusammen, weil beide befreien. Das wusste auch Kardinal Meisner. Aus diesem Grund kann man auch über Dinge Witze machen, die eigentlich nicht zum Lachen sind, wie zum Beispiel über den Tod. Und deshalb zum Schluss dieses Kapitels mein Lieblingswitz über den Tod. Er sagt, wie ich finde, mehr über Ostern aus als zehn Vorlesungen an der Universität und geht so:

Tünnes und Schäl, beide voll wie ein Eimer, schwanken durch die Straßen von Köln unter Absingen von despektierlichem Liedgut – »Maria durch Köln-Dünnwald ging ...« Die zwei kommen am Friedhof Melaten vorbei und beschließen, eine Abkürzung über den Friedhof zu nehmen. Jedoch mitten auf dem Friedhof überkommt sie die bleierne Müdigkeit des Schwerbetrunkenen, und beide sinken sie zwischen den Gräbern nieder. Am nächsten Morgen wird Tünnes wach und schaut sich um. Schock. Filmriss. Was sieht er? Gräber. So weit das Auge reicht, Gräber. In dem Augenblick wird Schäl wach. Er rappelt sich auf und sagt: »Tünnes, wat is loss?« Antwort: »Wat loss is, kann ich dir saren. Auferstehung! Wir zwei sind die ersten.«

21. Es gibt keine politisch korrekten Witze oder: Ich bin so froh, dass ich nicht evangelisch bin

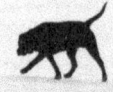

Wenn du, liebe Leserschar, meinen Werdegang bis hierhin verfolgt hast, wird es dich nicht überraschen: Ich bin Pappnase geworden, um die Leute zum Lachen zu bringen. Ich hatte nie eine andere Motivation. Ich hatte keine Botschaft, keine Message, ich hatte keine Lösung für die großen Probleme der Menschheit. Allerdings habe ich später in mein Kabarettprogramm die Erfahrung eingearbeitet, dass man über das Lachen Trost spenden kann. Das innerste Wesen des Lachens ist ja Trost, weshalb ich auch dem aggressiven Agitprop des Siebzigerjahre-Kabaretts nichts abgewinnen kann.

Seltsamerweise ist diese Art politischen Spaßmachertums unverwüstlich. 90 Prozent der Kabarettisten schlagen weiterhin von links unten nach rechts oben. Das Feindbild sind nach wie vor Kapitalisten und Konservative, und die Dienstkleidung des deutschen Kabarettisten ist wie eh und je das Mäntelchen der Scheinsolidarität mit dem Proletariat.

Also, dieses verknöchert-linke Kabarett nervt mich unsäglich. Einige wenige Kollegen kommen nicht aus einer linken Welterklärungsecke, und mit denen gibt es Berührungspunkte, wobei ich selbst mich mit politischen Kommentaren bei meinen Auftritten ganz zurückhalte. Die gibt es bei mir höchstens in homöopathischen Dosen, als kleine Spitzen gegen die Political Correctness zum Beispiel. Ein unerschöpfliches Thema, mit dem du als Spaßvogel beim Publikum allerdings kaum punkten kannst; da wirkt sich eine jahrzehntelange Einschüchterung aus.

Denn die Hüter der Political Correctness achten strenger auf die Einhaltung der Sprachvorschriften, als es je ein Inquisitor getan hat. Erinnern Sie sich noch an die Zeiten, als man Negerkuss sagen durfte? Heute ist das so was von verboten ... heute heißt es »stark pigmentiertes Eierschaumgebäck mit Migrationshintergrund«. Dergleichen spieße ich gerne auf, einige wenige andere trauen sich das auch – doch bestimmt ebenso viele, wie im Publikum dann lachen, zucken bei politisch unkorrekten Witzen zusammen. Die Angst sitzt so tief, dass sich die Leute dreimal überlegen, ob sie belustigt reagieren sollen. Auch bei mir sind das die einzigen Momente, wo sich das Publikum mit dem Lachen schwertut.

Man könnte natürlich sehr viel mehr aus dem Thema machen, wie Henrik Broder uns immer wieder beweist. Der betreibt die Bloßstellung des politisch korrekten Irrsinns geradezu lustvoll. So verdanken wir ihm zum Beispiel folgende schöne Entdeckung: Im Ministerium für Familie, Jugend und Gedöns (wie Bundeskanzler Gerhard Schröder sich auszudrücken pflegte) existiert eine ganze Abteilung, die nichts anderes macht, als öffentliche Texte und Verlautbarungen mit Luchsaugen auf genderkonforme Sprache hin zu prüfen. Diese Stelle beschäftigt 27 Mitarbeiter (und Mitarbeiterinnen). Das heißt, wie Broder genüsslich ausführt: Da gehen jeden Tag 27 Menschen zur Arbeit und stempeln ihre Karten, und ihre Arbeitsleistung besteht darin, Texte unschädlich zu machen, also Diskriminierendes aufzustöbern und von der Bevölkerung fernzuhalten. 27 Leute ... Und wenn man bei denen auf die Homepage geht, sollte man sich vorher besser sein Geschlecht überlegt haben, denn erstens muss man das angeben, und zweitens sind männlich bzw. weiblich nur zwei von insgesamt vier Möglichkeiten des Geschlechts. In dieser wunderbaren Abteilung ist man genderkonform bis auf die Knochen.

Die originellste Lösung für das Riesenproblem der Geschlechtszugehörigkeit hat aber die Jugendorganisation der Grünen Jugend gefunden. Wenn du mit denen über Internet in Kontakt treten willst, musst du dich natürlich wieder für ein Geschlecht entscheiden, aber in diesem Fall hast du die Wahl zwischen – jetzt kommt's: a) weiblich und b) nicht weiblich! Tä-tä! Weiblich und nicht weiblich ... da erblasst man als Büttenredner vor Neid.

Herausgefunden und öffentlich gemacht hat diese Absurdität übrigens erneut Henrik Broder. Eigentlich wollte er sich nur bei den Grünen beschweren, nachdem eine Abgeordnete der Grünen in einer Bundestagsdebatte das Europa-Parlament als eine »Ansammlung vertrottelter, alter, weißer Männer« bezeichnet hatte. Er fühle sich durch diese Formulierung diskriminiert, sagte Broder, er sei nämlich alt und weiß (und, ja genau: nicht weiblich). Seine Beschwerde wurde, wenn ich mich richtig entsinne, zwar abgewiesen, doch wie ich Broder kenne, wird er sich durch seinen Fund hinreichend entschädigt gefühlt haben.

Bevor ich mich jetzt aber gegen meinen erklärten Willen zu politischem Kabarett hinreißen lasse ... Solche Verstiegenheiten eigenen sich natürlich bestens für die Bühne, weil sie einerseits völlig humorfrei sind und gerade deshalb andererseits urkomisch. Aber ich halte mich lieber an die Evangelischen, die Hückeswagener und die Düsseldorfer; das gibt, wie gesagt, Ärger genug, auch dann, wenn man sein Publikum in aller Unschuld lediglich zum Lachen bringen will, wie die folgende wahre Geschichte zeigt:

Bis vor drei Jahren sprach ich jeden Samstag im Dom-Radio pünktlich um 11 Uhr 11 das Wort zum Sonntag, eine heitere bis besinnliche Betrachtung über Gott und die Welt. Jeden Samstag, wohlgemerkt, auch im Urlaub. War ich verreist, rief mich die Redaktion eben dort an, wo ich mich gerade befand, und ich gab meine Gedanken live per Telefon zum Besten. So stand ich vor einigen Jahren auf einer Wanderung samstags an einem der romantischsten Orte Deutschlands hoch über der Nahe auf einem Berg, unter mir das sonnendurchflutete Tal. Es ging auf 11 Uhr 11 zu, und ich erwartete den Anruf des Dom-Radios.

In diesem Augenblick nähert sich ein Lehrer mit einer lärmenden Schülerschar. Sie wuseln um mich herum, sie machen keine Anstalten weiterzugehen, aber da muss ich jetzt durch. Schon klingelt das Telefon, und tapfer gebe ich meine vorbereitete Reportage durch.

»Hallo, liebe Hörer und Hörerinnen des Dom-Radios draußen in der Welt, ich stehe an einem bezaubernden Ort. Nachdem meine Kumpel und ich seit Tagen an der schönen Nahe entlanggewandert sind, stehe ich nun vor der wildromantischen Ruine des Klosters Disibodenberg, wo die heilige Hildegard von Bingen als junge Frau in die Gemeinschaft der Ordensfrauen eintrat. So schön unsere Wanderung auch ist, wir haben den Fehler gemacht, uns nicht zu erkundigen, ob unsere Urlaubsregion traditionell evangelisch oder katholisch ist. Denn wenn eine Region katholisch geprägt ist, gibt es an jeder zweiten Ecke eine Kneipe, spätestens gegenüber der Kirche. Das ist in streng evangelischen Regionen lange nicht so.

Und die Nahe ist knochenevangelisch! Hier gibt es kaum Kneipen! Ach, liebe Hörer, da kommt mir das lästerliche Lied von Jürgen Becker in den Sinn ...« Und jetzt sang ich, von der aufmerksam lauschenden Gruppe aus Lehrer und Schülern belagert, das Lästerlied: »Ich bin so froh, dass ich nicht evangelisch bin, die haben ja immer nur das Arbeiten im Sinn. Als Katholik, da kannst du pfuschen, denn eines ist gewiss, am Samstag wird jebeichtet, fott ist der janze Driss.« (Fort ist der ganze, sagen wir: Mist.)

Geschafft. Ich schalte mein Handy aus. Und schaue direkt in das Gesicht des Lehrers.

»Das war eine Live-Reportage«, erkläre ich ihm die Situation. »Ich finde es übrigens toll, dass Sie mit Ihren Schülern an einem Samstag einen Ausflug machen.«

Darauf mein Gegenüber: »Das sind nicht meine Schüler. Ich bin auch kein Lehrer. Ich bin evangelischer Pastor, und das sind meine Konfirmanden.«

Herrschaftszeiten! Das muss man sich bildlich vorstellen. Da unternimmt ein Pfarrer mit seinen Konfirmanden einen Ausflug als Vorbereitung auf den bewussten Eintritt der jungen Leute in die evangelische Kirche, und dann treffen sie auf ein katholisches Rumpelstilzchen, das in ihrem Kreis herumhüpft und dabei singt: Ich bin so froh, dass ich nicht evangelisch bin ...

Ich wurde knallrot. Ich druckste. »Herr Pastor, das ist mir aber peinlich.«

Und was antwortet dieser wunderbare Mensch? »Das braucht es nicht. Erst wenn wir über uns selbst lachen können, haben wir die Stufe der Weisheit und Reife erreicht.«

Mannomann ... »Herr Pastor«, sagte ich, »das haben Sie so schön gesagt, Sie könnten katholisch sein.«

Worauf wir beide in lautes Lachen ausbrachen. Nichts Trennendes war in diesem Augenblick zwischen uns. Und das ist die eigentliche Pointe der Geschichte.

Kurzum, als Pappnase habe ich die Erfahrung gemacht: Manche bringe ich wider Erwarten zum Lachen, manche erwartungsgemäß nicht. Reife zeigt sich darin, dass man über sich selbst, ja sogar über die heiligen Dinge zumindest lächeln kann. Menschen wie der evangelische Pastor auf dem Berg über der Nahe sind mir natürlich die liebsten. Und die anderen? Die Ideologen und Fundamentalisten? Glauben Sie ernsthaft, ich hätte etwas gegen Evangelische? Oder Düsseldorfer? Oder Grüne?

Den Beleidigten habe ich immer mit einer Gedichtzeile von Heinrich Heine geantwortet: »Mein Fräulein, sei'n Sie munter ... Alle Witze, die ich je über Hückeswagener, Düsseldorfer oder Protestanten gemacht habe, kamen nie aus Feindschaft, sondern aus Freundschaft. Es gilt die alte Volksweisheit: Was sich liebt, das neckt sich. Das ist wie in einer guten Ehe.« Deshalb oute ich mich jetzt: Viele meiner Freunde sind Hückeswagener. Und einige meiner besten Freunde kommen aus Düsseldorf. Schlimmer noch – und jetzt, liebe Kölner, müsst ihr ganz, ganz tapfer sein: Städtebaulich finde ich Düsseldorf viel gelungener als Köln. Nebenbei gesagt bin ich auch oft in Düsseldorf aufgetreten, und zwar mit dem größten Vergnügen, weil das Publikum in dieser schönen Stadt nicht so verwöhnt wie das Kölner Publikum ist – wobei ich die Düsseldorf-Witze natürlich weggelassen habe.

Im Übrigen gibt es keine korrekten oder unkorrekten Witze. Viele Witze sind witzig, gerade weil sie politically so incorrect sind. Fast alle Witze gehen auf Kosten von irgendwem, es geht gar nicht anders. Natürlich sind die edelsten Witze solche, die auf die eigenen Kosten gehen. Allerdings ist der Vorrat an Witzen über sich selbst begrenzt, und dann muss man sich entscheiden, wer sonst noch in Betracht kommt – irgendwer muss ja den Gelackmeierten abgeben. Mit anderen Worten: Korrekt oder unkorrekt, das ist beim Witz nicht die Frage. Die Frage ist: gut oder schlecht? Lachst du dich schlapp oder lächelst du müde?

Dasselbe trifft auf Witze über sogenannte Randgruppen zu. Denn wenn ich zum Beispiel Behinderte mit meinen Witzen verschone, bestätige ich bloß, dass sie nicht dazugehören, dass für sie eine Mitleids-Klausel gilt. Wer bestimmte Gruppen ausnimmt, stempelt sie zu Randgruppen, so einfach ist das. Allerdings – wenn man sich einmal zu strikter Gleichbehandlung entschlossen hat, muss man mit den vehementesten Protesten rechnen, dann schlagen die Hüter des heiligen Feuers der Politischen Korrektheit Alarm. Den bösesten Brief aller Zeiten erhielt ich, nachdem ich im Fernsehen folgenden Witz erzählt hatte. Urteilen Sie selbst:

Ein Stotterer aus Düsseldorf ... (o Gott! – auch noch zwei Randgruppen!) Ein Stotterer aus Düsseldorf also sagt sich: »M-M-Mensch, ich ha-ha-hab Lust, einen Kölner ma-ma-mal so richtig zu-zu-zu veräppeln.« Er fährt nach Köln, setzt sich in ein Café und wartet. Tatsächlich, es dauert nicht lange, und ein Kölner nimmt am Nachbartisch Platz, kahlköpfig, nicht ein einziges Haar auf dem Haupt! Das ideale Opfer ... Der Düsseldorfer neigt sich zu ihm und sagt: »N-N-Na? Was kostet b-b-bei dir denn ein Ha-Ha-Haarschnitt?« – »12 Euro 50«, entgegnet der andere. »Genauso viel wie bei dir ein Ortsgespräch.«

Sie können mich steinigen – ich finde den Witz gut. Warum? Weil man gar nicht über den Stotterer lacht, sondern über die Schlagfertigkeit des Kahlkopfs – und dass der ein Kölner ist, macht die Sache nicht unbedingt schlechter.

Auch in diesem Fall ist also die Perspektive entscheidend. Wenn ich grundsätzlich Unrat wittere, wenn ich mit gesenktem Blick durch die Welt gehe und deshalb ständig in Abgründe schaue, werde ich diesen Witz anstößig finden, weil ein Stotterer auf die Schüppe genommen wird. Wenn ich mich aber auf jene Ausblicke konzentriere, wo die Gegend in Sonnenlicht gebadet vor mir liegt, werde ich an dem Kahlkopf meinen Spaß haben. Und um das Thema guter Witz/ böser Witz abzuschließen: Ich halte es in diesen Dingen mit dem großen Heiligen der Renaissance Filippo Neri, der da rät: »Wenn jemand über dich einen Witz macht, sei nicht beleidigt, sondern erzähle einen besseren Witz zurück.« Fertig.

Natürlich ist der Witz per se nicht harmlos. Er kann eine Waffe sein. Eine Waffe in der Hand des Wehrlosen oder Unterlegenen. Auch eine Waffe in der Hand des Schüchternen? Vielleicht. Wahrscheinlich. Lachen ist befreiend, und indem er andere zum Lachen bringt, befreit sich der Klassenclown vom Stigma des Ungeselligen und Gehemmten. In jedem Fall geht es um Befreiung. Wie man also die Depression als die Wunde des Wehrlosen verstehen kann, so kann man andererseits den Witz als die Waffe des Wehrlosen begreifen.

Deshalb erzählt man sich die besten Witze in Diktaturen. Und je rigoroser eine Diktatur ist, desto besser sind die Witze. Die einzigen, die den Zusammenbruch einer Diktatur bedauern, sind die Kabarettisten, weil ihnen der Nährboden des Witzes abhanden kommt. So gibt es köstliche DDR-Witze, zum Beispiel diesen:

Der Staatsratsvorsitzende Erich Honecker hält eine Rede. Er sagt: »Genossenungenossen, in fünf Jahren wird jeder Bürger der Deutschndemokratschnrepublik een eejenen Trabbi fahren!« Jetzt muss man wissen: Zu selben Zeit herrscht eine Knappheit an Toilettenpapier. Und hinter einer Säule steht einer, einer von den Wehrlosen, der ruft in den Saal: »Un wie ises mi'm Klopapier?« Honecker überhört das, ganz souverän, und macht weiter: »In zehn Jahren wird jeder Bürger der Deutschndemokratschnrepublik seen eejenen Wartburg fahren!« Zwischenrufer: »Un wie ises mi'm Klopapier?« Honecker, schon ein bisschen unruhig, macht weiter: »In zwanzig Jahren wird jeder Bürger der Deutschndemokratschnrepublik 'ne eejene Datscha besitzen!« Zwischenrufer: »Un wie ises mi'm Klopapier?« Jetzt platzt dem Herrn Honecker der Kragen. Er ruft in die Menge: »Also, diesem penetranten Zwischenrufer, dem sag ich hier ganz klar: Er kann mich mal am Arsch lecken!« Worauf dieser antwortet: »Das kann aber ooch nur ne Zwischenlösung sein!«

Wenn man sicher sein konnte, dass kein Spitzel anwesend war, müssen sich die Leute bei solchen Witzen königlich vergnügt haben.

Im Dritten Reich hat Werner Fink die Kunst des politischen Witzes zur Vollendung gebracht – wobei die Kunst darin bestand, möglichst frech zu sein, ohne abgeführt zu werden. Werner Fink wusste natürlich, dass in seinem Kabarettpublikum Spitzel saßen, und sprach sie direkt an. Er war ja ein Stammler und Schnellsprecher, was das Mitschreiben für die Agenten sehr schwierig machte. Nach einem Witz unterbrach er seinen Vortrag und fragte in den Saal: »Kommen Sie mit, oder soll ich mitkommen ...?«

Unter solchen Verhältnissen bleibt nur die Flucht in die Doppeldeutigkeit, und da war Werner Fink Meister. Eine seiner Nummern ging so: Das Telefon auf der Bühne klingelt. (Zur Erinnerung: Hitler war durch einen Wahlsieg an die Macht gekommen.) Er hebt ab. Fink: »Ja? – Ach, Sie haben sich verwählt? Das macht nichts. Haben wir uns nicht alle verwählt?«

Jeder wusste, wie's gemeint war, aber festnageln konnte man ihn nicht. Ein anderes Mal zeigte er Bilder von einer Schweinefamilie und erklärte: »Diese Schweine heißen mit Nachnamen Mann. Das ist das Kind Mann, das ist die Frau Mann, und das ist der Herr Mann ...« Dem Publikum war selbstverständlich klar, wer gemeint war: Hermann Göring.

Eine hohe Kunst. Wie sagte Karl Kraus? »Satire, die der Zensor versteht, verdient, verboten zu werden.« Aber der

Witz ist nicht nur eine Waffe. Man kann den Gegner damit nicht nur aus dem Hinterhalt beschießen, man kann ihn durch einen Witz auch auf elegante Art entwaffnen. In seiner sublimsten Form stiftet der Witz Frieden im hitzigsten Kampf. Auch dafür ein Beispiel:

Staatsgespräche werden protokolliert. So liegt etwa das Konkordatsgespräch Napoleons als Protokoll vor, wo es um eine Abmachung zwischen Staat und Kirche ging. Nun war Napoleon bekanntermaßen ein Kirchenhasser. Er war entschlossen, der katholischen Kirche den Todesstoß zu versetzen, und hatte tatsächlich den Papst gefangen nehmen lassen (– was nicht weiter tragisch war; man hat einfach einen neuen Papst gewählt).

Jedenfalls – der Kirchenhasser Napoleon empfängt den Vertreter der katholischen Kirche, Kardinal Ercole Consalvi, und merkt sofort, dass dieser Consalvi ihm intellektuell überlegen ist. Das regt ihn maßlos auf. Der kleine Korse springt auf und brüllt: »Eminenz, wissen Sie nicht, dass ich, Napoleon Bonaparte, die Kirche zerstören kann?!« Worauf Consalvi wortwörtlich antwortet: »Sire, die Kirche zu zerstören, haben in all den Jahrhunderten wir Bischöfe nicht geschafft. Das schaffen Sie auch nicht.«

Herrlich! Sich über einen anderen lustig machen, indem man sich selbst auf die Schüppe nimmt – das ist die höchste Form des Witzes. Das ist nicht mehr zu überbieten. Wer danach weiterhin bei seinem aggressiven Kurs bleibt, macht sich bloß noch lächerlich.

Ohne dies alles zu wissen, habe ich selbst den Witz seit jeher so verstanden – als Friedensangebot. Als Mittel, Verkrampfungen zu lösen. Als Befreiungsschlag. Was leider nur da funktioniert, wo Menschen bereit sind, sich von der Pointe zu einem Perspektivwechsel verführen zu lassen: Der hängende Kopf mit dem nach unten gerichteten Blick fährt hoch, und prompt siehst du die Welt in einem anderen, helleren Licht.

Gegen Fundamentalisten allerdings hilft – horribile dictu – nichts. Noch nicht einmal ein Witz.

22. Erinnerungen an einen guten Freund und außergewöhnlichen Menschen oder: Eine Nacht mit Marc Aurel

Es gibt einen einfachen Grund, warum man seine Perspektive nicht von sich aus ändert, wenn man böse Erfahrungen mit der eigenen Art zu denken gemacht hat: Du hältst deine Perspektive für normal. Du hältst sie für vernünftig und gerechtfertigt, sofern du überhaupt darüber nachdenkst.

Aber du denkst nicht weiter darüber nach. Da muss erst jemand kommen, der dir sagt: Es sind in aller Regel nicht die Dinge, die uns unglücklich machen ... *sondern wie wir über sie denken!* – und dann mit dir die neue Perspektive eintrainiert, monatelang, jahrelang, bis dich das, was du ein Leben lang normal gefunden hast, alarmiert: Halt, du bist drauf und dran, wieder in den alten Fehler zu verfallen ...! Wäre es anders, hätte ich mich vielleicht lange vorher am eigenen Schopf aus dem Sumpf der Depression gezogen, denn an Vorbildern für einen entspannteren Zugriff aufs Leben hat es mir nicht gefehlt. Da war mein Vater, mein Kaplan, mein Spiritual, und – da war der Künstler Ernst Alt. Von diesem ungewöhnlichen Menschen möchte ich auf den folgenden Seiten erzählen. Auch wenn er mir nicht helfen konnte – er hat mich geprägt.

Seine Bekanntschaft machte ich im Studium. Es war just zu der Zeit, als ich mit meinem Klassenkameraden und Freund Michael (dem Apostel Paulus aus dem *Wolkenseppl*, für den, wie Sie sich erinnern, die Generalprobe unterbrochen werden musste) ins Collegium Albertinum einzog, um – eventuell – Priester zu werden. Damals, 1973/74, beherbergte das Albertinum noch mehr als 100 Studenten.

Zu jener Zeit ging es in einem Seminar für Priesteramtskandidaten natürlich längst nicht mehr so penibel zu wie noch zehn Jahre zuvor. Aber man hatte doch immer noch Vorschriften zu beachten, man musste immer noch Beschränkungen seiner Freiheit hinnehmen, und einer der gefürchtetsten Termine war das sogenannte stille Wochenende. Still war es insofern, als man nicht nach Hause durfte, um mit seinen Freunden ein lautes Wochenende zu verleben, sondern im Seminar ausharren musste, damit irgendwelche Theologieprofessoren unsere Köpfe – selten unsere Herzen – mit Vorträgen vollstopfen konnten.

Und jetzt war es wieder so weit. Stilles Wochenende. Alle waren dazu verdonnert, im Haus zu bleiben. Und was stand diesmal an, von Freitagabend bis Sonntagnachmittag? Die Vorträge eines Künstlers aus Saarbrücken. Der Auftritt eines gewissen Ernst Alt.

Mehr oder weniger erwartungsvoll saßen wir am späten Freitagnachmittag in der Aula des Collegium Albertinum. Und dann kam er herein, in wallendem Gewand, ein Enddreißiger mit silber-schwarzem, zauseligem Bart, langem, wildem Haar und scharf geschnittenem Gesicht, in Begleitung seines Freundes und, wie ich später erfuhr, Lebensgefährten. Diese Erscheinung baute sich vor uns auf, der Freund bediente den Diaprojektor, und nun wurde Gemälde um Gemälde dieses merkwürdigen Vogels an die Leinwand geworfen, während der Künstler uns seine Werke in freier Rede erklärte, oder besser: in Form von Geschichten und Begebenheiten näherbrachte. Und der erste Satz, den er in die Menge der teils gelangweilten, teils entsetzten Priesteramtskandidaten schleuderte, lautete: »Freunde, wir sitzen im selben Boot!«

»Freunde«? – O Gott, dachten wir, was ist denn das für eine durchgeknallte Type? Welche Tortur steht uns denn da bevor ... Ja, und dann riss der Himmel über diesem dumpfen Freitagabend auf, und es wurde ein unvergessliches Wochenende. Nach zwei Bildern, aus dem klickenden Diaprojektor auf die Leinwand geworfen, war der Willibert aus dem kleinen katholischen Wipperfürth hin und weg. Dieser Mann mit seiner, ich gebe es zu, theatralischen, aber gleichzeitig fesselnden, aufwühlenden Sprache und seinen, nun ja, zweifellos anachronistischen Gemälden ... Er malte nämlich im florentinischen Stil. Also etwa so, wie Michelangelo gemalt hat. Mithin ohne jede Rücksicht auf den Zeitgeschmack. Aber das störte mich nicht. Mich berührte dies alles zutiefst, der Vortrag, die Bilder, aber ganz besonders dieser seltsame Heilige in seinem Kaftan eines orientalischen Zauberers. Und anschließend war ich mir mit meinem Kumpel Gerd Stratmann (übrigens der Bruder der erfolgreichen Komödiantin und Buchautorin Cordula Stratmann. Gerd ist im Gegensatz zum Schreiber dieser Zeilen wirklich Priester geworden) – also, wir waren uns einig: Den Typ müssen wir uns aus der Nähe ansehen. Den holen wir uns heute Abend, nach der Komplet, auf die Bude!

»Besorgst du einen Kasten Bier?«

»Jou!«

Nach der Komplet traf sich das kleine Grüppchen der Verschwörer auf dem Zimmer von Gerd Stratmann. Ernst Alt saß in unserer Mitte, der Kasten Bier leerte sich im Lauf der Nacht, und unsere Seelen füllten sich. Alt schaute mich immer wieder prüfend an. Er hatte sehr schnell heraus, was mit mir los war. Man muss dazu wissen, dass ich seit der Gymnasialzeit einen Spitznamen hatte und Aaron gerufen wurde. Viele kennen mich gar nicht als Willibert; vor allem für meine

Gefährten aus der Schul- und Studentenzeit bin und bleibe ich der Aaron, und auch Ernst Alt gewöhnte sich in dieser Nacht an, mich Aaron zu nennen. »Bist ein Clown, Aaron«, sagte er, »bist ein Clown Gottes.«

Wenige Wochen später nahm diese Geschichte eine Wendung ins Fantastische. Es begann damit, dass unser Spiritual uns zusammenrief und folgende Eröffnung machte: »Ihr hattet doch guten Kontakt zu diesem Ernst Alt ... Also, er lädt mich und einige Studenten zu seinem 40. Geburtstag nach Saarbrücken ein. Wollt ihr dahin fahren? Dann könntet ihr mich vertreten. Ich habe nämlich keine Zeit.«

Was? Ernst Alt? 40. Geburtstag? – Ich wollte mit, und ich kam mit. Ich hatte das Glück, für diese Mission ausgewählt, nein, auserkoren zu werden, zusammen mit Manfred Hartmann, der später selbst Maler und Mann der Kirche wurde. Wir beide waren als die Bonner Abgesandten in Saarbrücken dabei, und, liebe Leute! – was für eine Sicht aufs Leben offenbarte sich mir da!

Schauplatz der Ereignisse war irgendein kirchliches Haus, und allein die Geburtstagsgesellschaft, die da zusammengekommen war! – Wunderbare, tolle Menschen, zum größten Teil homosexuell, ein Panoptikum nie erlebter, faszinierender Gestalten. Und wie es sich gehört, wurde das Fest mit einer heiligen Messe in der Hauskapelle eröffnet. Ich weiß noch, dass der Messkelch ein gläserner war, und darin funkelte, nein, eben kein Weißwein, wie es liturgisch vorgeschrieben ist, sondern wegen der Optik und der Symbolik ein roter Wein (Der zelebrierende Priester, Jugendkaplan der Diözese Trier, hatte ein weites katholisches Herz). So feierten wir dort die heilige Messe unter beiderlei Gestalt – und die Betonung liegt auf feiern –, zu wunderschöner Musik, vorgetragen von Ernst Alts Freunden.

Nun verlangten Anstand und Höflichkeit, dass jeder nur einen kleinen Schluck aus diesem Kelch nahm, der vielleicht einen halben Liter fasste. Am Ende blieb also eine ordentliche Menge geweihten Weins übrig, und da man Messwein nicht wegschütten darf, war es an dem Geburtstagskind, den Kelch nach der Kommunion gänzlich zu leeren. Das heißt, der Priester sah den immer noch halb gefüllten Kelch und sagte: »Komm, Ernst, du hast schließlich Geburtstag, nun trink ...« – was der in frommem Gehorsam tat. Später raunte er mir zu: »Aaron, ich bin schon trunken vom Blut Christi.«

Und auf die Messe folgte das Bacchanal. Die Tür zur Kapelle flog auf, und zwei Jünglinge, gewandet wie die Kundschafter, die Josua ins Gelobte Land entsandt hatte, also in eine Art Tunika gekleidet, erschienen. Sie hatten eine lange Stange geschultert, von der herab eine Riesenweintraube baumelte, aus Hunderten kleinerer Trauben kunstvoll zusammengebunden. Die beiden waren also tatsächlich als Vorboten einer besseren Welt gemeint, und dorthin ging es nun auch. »Folgt den Kundschaftern ins Gelobte Land!«, rief Ernst Alt der Festgesellschaft zu, und in einer seltsam sakralen Prozession zogen wir durch die Flure des kirchlichen Hauses die Treppen hinunter dem großen Festsaal entgegen, ein Querflötenspieler wie der Rattenfänger von Hameln vorweg und dahinter die Kundschafter, gefolgt von Ernst Alt in seinem Kaftan und seine bunte, herrliche, sonderliche Gästeschar.

An der Stirnwand des festlich geschmückten Saals, wo lange Tische eine einzige Festmahltafel voller Blumen bildeten, waren zwei Astgabeln aufgestellt. Sie flankierten ein großes, hölzernes Fass, und wahrlich – ich hatte schon vor vielen Bierfässern gesessen, aber vor einem Fass dieser Größe voller Wein (sic!) noch nie. Und selbstverständlich hatte ich auch niemals zuvor ein solches Arrangement gesehen, denn die Kundschafter deponierten die Stange mit der Weintraube in den Astgabeln, und jetzt ergab sich ein Bild bukolischer Glückseligkeit, nämlich das Weinfass, von einer gigantischen Dolde aus Weintrauben überragt. Jeder füllte seinen Krug oder Pokal direkt aus dem Fass, dann ging die Tür auf, und herein kam, wie einem Gemälde von Breughel entsprungen, ein gebratenes Schwein mit einem Apfel in der Schnauze, von zwei Männern auf einem Brett durch die ausgelassene Festgesellschaft balanciert.

Dann wurde gegessen, getrunken, gefeiert. Für den kleinen Theologiestudenten aus Wipperfürth ging es dabei geradezu orgiastisch zu – wie da laufend die Krüge nachgefüllt und das Fleisch vom Schwein gesäbelt und gezecht und gelacht wurde – herrlich! Es war Ernst Alt, der mich in diese berauschende, üppige, sinnenfrohe Welt einführte. Es war Ernst Alt, der mir diese völlig neue und ungeahnte Perspektive eröffnete. Und es war Ernst Alt, mit dem mich von diesem Tag an eine lebenslange Freundschaft verband.

Natürlich hatte auch er Priester werden wollen, aber – was hatte er gelitten! Sicher, die Fünfzigerjahre gaben Halt, doch wehe dem, der aus der Rolle fiel, der beispielsweise schwul war. Ernst Alt ist beinahe an seinen inneren Konflikten zerbrochen, und nicht von ungefähr besaß er eine ausgesprochen depressive seelische Grundstruktur, mit Phasen höllischer Depression bis an sein Lebensende.

Ich besuchte ihn häufig. Nicht ein einziges Mal hat er mir versteckte Avancen gemacht, nicht ein einziges Mal habe ich mich in seiner Gesellschaft unwohl gefühlt, obwohl ich damals ein hübscher Kerl mit schulterlangem Haar war und schon merkte, dass Ernst Alt mich mit Wohlgefallen betrachtete. Nein, vielmehr war es so, als würde ich durch eine geheime Tür in ein Zauberreich eintreten, wenn ich in seiner verwunschenen Wohnung in Saarbrücken zu Gast sein durfte. Wir lasen damals ja alle Hermann Hesse, *Der Steppenwolf*, und genau so kam ich mir vor, wenn ich die Wohnung von Ernst Alt betrat – wie Hesses Steppenwolf, der in einer grauen Stadt an eine Mauer kommt, wo über einer Tür die Inschrift »Eintritt nicht für jedermann« tanzt, diese Tür öffnet, hindurchgeht und sich von einer Sekunde auf die andere in einer verzauberten Parallelwelt wiederfindet ...

Auf seinem Schreibtisch zum Beispiel hatte er einen Totenschädel stehen. Der Schreibtisch war vor einem großen Fenster platziert, durch das man in einen verwilderten Park blickte, und dieser Totenschädel war echt, den hatte er aufgesägt und mit Erde gefüllt, aus der prächtige Blumen wuchsen. Darauf angesprochen, antwortete er mir in dieser unnachahmlichen Mischung aus Pathos und Tiefsinn, die ihm zu eigen war: »Ach, Aaron, hier in der Nähe gibt es ein Schlachtfeld aus dem letzten Krieg. Hier hat eine der letzten Schlachten stattgefunden. Es wird wohl der Schädel eines amerikanischen Soldaten oder eines deutschen Soldaten sein. Ich habe den Schädel geklaut und hier aufgestellt. Und dann habe ich mir gesagt: Du armes Schwein, hast wohl in jungen Jahren alles verloren, deine Kraft, deine Jugend, dein Leben. Jetzt sollst du mir dienen als ein Behältnis für blühendes Leben. Und so verbinde ich, Aaron, sinnlosen Tod mit sinnvollem Leben.«

Manchmal erzählte er mir aus seiner Vergangenheit ... Seine Wurzeln waren im Hunsrück, seine Kindheit hatte er unter einem barocken, weiß-blauen Himmel in einem bayrischen Internat verlebt, und von Jugend an war er mit dieser göttlichen Fähigkeit der bildlichen Darstellung und der pompösen Inszenierung begnadet gewesen. Trotzdem hatte er ein Theologiestudium erwogen. Doch dann kamen die inneren Kämpfe, dann merkte er, dass er nicht »normal« war – wie sollte ein junger Mensch von überschießender Einbildungskraft den Widerstreit so starker Neigungen aushalten? –, und da hatte er sich davongemacht, nach Italien, dem Land seiner Sehnsucht. Und jetzt zitiere ich ihn:

»Aaron, einige Jahre später höre ich: Marc Aurel wird restauriert. Also die einzige Reiterstatue, die wir aus der Antike haben. Alle anderen wurden eingeschmolzen, jene aber nicht, weil man diese Figur für Konstantin hielt, den ersten christlichen Kaiser. Doch es ist Marc Aurel, der bis heute auf dem Kapitol reitet. Jetzt aber befand er sich mit seinem Pferd in einer bestimmten römischen Reparaturwerkstatt für Altertümer.

Ich also wieder nach Rom. Ich mich eingeschmuggelt in die Halle der Restaurateure, um eine Nacht mit Marc Aurel zu verbringen, und versteckt gehalten, bis man die Tür verschloss. In der Mitte stand das Pferd. Das Pferd war hohl. Und Marc Aurel lag mit gespreizten Beinen in der Ecke, die Füße gen Himmel gestreckt wie eine Frau auf dem gynäkologischen Stuhl. Da hörte ich ein Geräusch. Man war kurz davor, mich zu entdecken. Aaron, was habe ich in meiner Not gemacht? Ich bin in das Pferd gekrochen und habe die ganze Nacht im Bauch des Pferdes von Marc Aurel zugebracht ...«

Das war Ernst Alt. Diese und Hunderte anderer Geschichten hat er mir erzählt und mich auf diese Weise mit der verrücktesten, wunderbarsten und liebenswertesten Sicht des Lebens vertraut gemacht, die mir je geboten wurde. Und jetzt springen wir ins Jahr 2013.

Ich wusste, dass Ernst Alt nach zwei Gehirnschlägen in einem Pflegeheim lebte. Zu meiner Schande muss ich gestehen, dass es mir nicht mehr gelang, den alten, schwerkranken Freund noch einmal zu besuchen. Aber von seiner Schwester weiß ich, dass er, der immer unter Melancholie und Depression gelitten hatte, in seinen letzten Lebensjahren in eine seltsam heitere Verfassung geraten war – er habe, hieß es, unbeschwert und wie erleichtert, ja glücklich gewirkt.

Dann verfiel er so sehr, dass er nicht mehr aufstehen und auch nicht mehr sprechen konnte. »Aber wir wussten«, sagte seine Schwester, »welche Musik er gern hörte, und sein Bett haben wir so ausgerichtet, dass er in den prächtigen Garten hinausschauen konnte. Auch jetzt hatten wir den Eindruck, dass er nicht unglücklich war.« Und dann erzählte sie mir folgende Geschichte:

Es war am Karsamstag 2013, als die kleine Nichte von Ernst Alt zu ihrer Mutter sagte:

»Ei, Mama, solle wir nicht noch einmal den Onkel Ernscht besuche?«

»Ha no,« winkte ihre Mutter ab, »morge ist doch Oschtere (Ostern), wieso willscht du denn heute ... naa, lase mer das.«

»Aber ich möcht zum Onkel Ernscht.«

Gut, die Mama gibt nach, und die beiden fahren hin. Und der Onkel Ernst liegt da stumm und still, wie in den letzten Wochen, nichts Besonderes, nichts Besorgniserregendes. Aber seltsamerweise weicht die Kleine nicht von seinem Bett und hält unentwegt seine Hand.

»Ei, jetzt müse mer aber gehe«, sagt die Mama.

»Naa, ich will nich heim, ich will beim Onkel Ernscht bleibe.«

»Jetzt kumm ...«

»Dann las ich der Aff do.«

Der Affe ist ein Stoffaffe, den das Mädchen immer mitschleppt. Den legt sie Ernst Alt in den Arm, und am nächsten Morgen, am Ostermorgen, als die Sonne aufgeht, findet man ihn tot, friedlich während der Nacht entschlafen, einen Stoffaffen im Arm ...

In der Osternacht im Jahre des Herrn 2013 ist Ernst Alt gestorben. Als ich das hörte, dachte ich: Typisch Ernst. Besser hättest du, lieber Freund, deinen Tod nicht inszenieren können.

Nun, auch dieser großartige, wunderbare Mensch hat bei mir nicht den entscheidenden Perspektivwechsel zu bewirken vermocht, und nach allem, was ich inzwischen darüber weiß, war das auch nicht zu erwarten. Aber ihn zu kennen, ihn zu erleben, hat mich bereichert und befreit, und wer weiß ... vielleicht hatte er's ja doch geschafft, meinem schwarzen Hund zumindest ein wenig Respekt einzuflößen.

23. Die Lehre des Herrn Epiktet aufs Leben angewendet oder: Die Welt im Licht der Hoffnung

Wenn in Märchen und Gedichten steh'n die wahren Weltgeschichten ... Ja, das hat der Herr Novalis richtig erkannt. Sie stehen da. Meine Geschichte zum Beispiel steht da. Die Geschichte meiner Depression und meiner Psychotherapie. In den Märchen.

In Märchen kommt es nämlich vor, dass ein Frosch gar kein Frosch und ein Bär gar kein Bär ist. In Wirklichkeit sind sie ein Prinz oder ein König, aber sie laufen entstellt durchs Leben, weil ein böser Mensch oder ein böses Schicksal es so will, mit anderen Worten: weil sie verhext sind. Was wir sehen, ist also nicht ihre wahre Gestalt, die sich der Frosch-Prinz oder der Bär-König allerdings sehnlichst zurückwünscht.

Oder nehmen wir den bösen Drachen aus Michael Endes Geschichte von Jim Knopf, die Frau Mahlzahn. Man muss glauben: Das ist ihre wahre Gestalt, sie ist eben so, sie quält halt gern Kinder. Aber dann stellt sich heraus: Sie ist gar nicht so. Sie ist in Wirklichkeit der goldene Drachen der Weisheit, ein unendlich wertvolles Wesen. Sie war bloß verhext, und jetzt, wo sie aus ihrer verkümmerten Form befreit ist, kann sie ihre wunderbaren Anlagen entfalten, und in dieser Form bringt sie Glück.

Aber wie kann der Prinz, der König, die Weisheit aus ihrer Missgestalt erlöst werden?

Jemand muss sich ihrer erbarmen. Jemand muss kommen, der sich nicht abschrecken lässt, der keine Angst vor ihnen hat, der sich überwindet, den ekligen Frosch, den furchteinflößenden Bären, den bösen Drachen schön zu finden. Erbarmen heißt in diesem Fall: in etwas Hässlichem etwas Schönes zu erblicken, in etwas Abstoßendem etwas Liebenswertes zu sehen. Es ist der Blick, der das verhexte Wesen zurückverwandelt und ihm zu seiner wahren Gestalt verhilft – der offene, wohlwollende, liebende Blick.

Es reicht also nicht, den Frosch gegen die Wand zu werfen. Das macht die Königstochter im Märchen zwar, aber vorher hat sie ihn auf ihr Zimmer mitgenommen und zu küssen versucht. Im Fall der schrecklichen Frau Mahlzahn wiederum bewirkt die Verzeihung das Wunder der Verwandlung. Statt, wie es sich für Drachen gehört, getötet zu werden, wird ihr vergeben, und siehe da – sie kann auch ganz anders. Und damit komme ich zu mir.

Wenn ich böse Drachen sehe, liegt es an mir. Es steht aber auch in meiner Macht, sie zu erlösen, sie zu verwandeln, wie es mein Therapeut gesagt hat: »Herr Pauels, in dem Moment, in dem sich Ihre Drachen verwandeln, haben wir unser Ziel erreicht.« War ich es vielleicht auch, der sie verhext hatte? Ohne es zu wissen, ohne es zu wollen selbstverständlich, aber – war ich es nicht gewesen, der Gevatter Hein kraft meiner kindlichen Fantasie in einen Drachen verwandelt hatte? Wahrscheinlich! Aber wie dem auch sei – meine Therapie läuft in jedem Fall auch darauf hinaus, mir der eigenen Macht bewusst werden. Der Macht, die Welt durch das Licht, in das ich sie tauche, zu verwandeln. Zu verhexen oder zu erlösen, genau wie im Märchen.

Ich möchte nun nicht missverstanden werden: Unsere Macht, die Dinge so oder anders zu sehen, ist begrenzt. Gegen schwere Traumata hilft kein Perspektivwechsel. So erzählte mir mein Arzt zum Beispiel von einem Patienten von mehr als 80 Jahren, der schwer depressiv war.

Der Mann vermochte sich aber beim besten Willen nicht zu erinnern, was ihn dermaßen belastete. Erst in der Analyse kam heraus: Er hatte als Kind den Untergang der *Wilhelm Gustloff* überlebt, also jenes Schiffes, das kurz vor Kriegsende mit Tausenden von Flüchtlingen an Bord durch einen russischen Torpedo versenkt worden war. Er hatte dieses Erlebnis komplett verdrängt, war aber sein ganzes Leben lang nicht über dieses Trauma hinweggekommen. Erst nach der Analyse, im Alter von über 80 Jahren, redete er zum ersten Mal frei und offen darüber, von seiner Todesangst und der Familie, die neben ihm ertrunken war. Seine Depression war er damit los, die Analyse war also erfolgreich, aber natürlich lässt sich das Furchtbare einer solchen Erfahrung durch keinen Perspektivwechsel in etwas weniger Furchtbares verwandeln.

Dennoch tut es gut zu wissen: Bis zu einem gewissen Grad hängt unsere Einschätzung der Lebensumstände von unserer Perspektive ab. Dazu eine Geschichte, die ich auch gern in meine Predigten einbaue:

Ein Professor steht vor seiner Philosophieklasse. Er hat einige Gegenstände vor sich. Wortlos beginnt er, einen großen Blumentopf mit Golfbällen zu füllen. Als keiner mehr reinpasst, fragt er seine Studenten, ob der Topf voll sei. Das bejahen sie. Da nimmt der Professor einen Behälter mit kleinen Kieselsteinen und schüttet sie zu den Golfbällen in den Topf, bis er randvoll ist. Wieder sind sich die Studenten sicher, dass der Topf nun voll sei. Nun nimmt der Professor Sand und füllt damit die verbliebenen Zwischenräume, woraufhin sich seine Studenten absolut sicher sind, dass der Topf jetzt aber voll sei. »Irrtum«, sagt der Professor, nimmt zwei Dosen Bier und schüttet den Inhalt in den Topf. Der Sand saugt die Flüssigkeit auf, und der Professor verschränkt die Hände hinter dem Rücken.

»Jetzt«, sagt er, »ist der Topf voll. Sehen Sie: Die Golfbälle sind die wichtigen Dinge in Ihrem Leben – Familie, Gesundheit, Freunde. Die Kieselsteine symbolisieren die minder wichtigen Dinge im Leben wie Arbeit, Haus, Auto. Der Sand steht für alles andere, die Kleinigkeiten, die Nebensächlichkeiten – nichts Schlechtes, aber auch nichts Wertvolles.

Falls Sie den Sand zuerst in den Topf geben«, fährt er fort, »bleibt weder Platz für die Golfbälle noch für die Kieselsteine. Dasselbe gilt für Ihr Leben. Achten Sie vor allem anderen auf die Golfbälle, die Dinge, die wirklich von Belang sind. Nehmen Sie sich Zeit dafür – für Ihre Kinder, Ihre Liebsten, für sich selbst. Setzen Sie Prioritäten. Der Rest ist nur Sand.«

Da hebt einer der Studenten die Hand und will wissen, wofür denn das Bier stehe. Da schmunzelt der Professor und sagt: »Nun, egal, wie ausgefüllt Ihr Leben sein mag – es ist immer Platz für ein paar leckere Bier.« Woran wir erkennen, dass der Professor ein Rheinländer war ...

Aber im Ernst: Ist das nicht schön? Solche Geschichten sind klug, und obendrein tun sie einem gut. Wie oft sind wir mit unsrem Urteil zu schnell, wie oft haben wir mit einer Sache abgeschlossen, lange bevor wir uns so tiefgreifend mit ihr befasst haben, wie sie es verdient. Deshalb brauchen wir andere Menschen, die nicht schnell aufgeben, als Vorbilder. Nichts geht über den Umgang mit Freunden und Gesprächspartnern, von denen wir diesen anderen, offenen Blick lernen können, die uns diese Sicht des Lebens täglich vorführen. Meinen Leidensgenossen rate ich daher: Kommt mit solchen Menschen ins Gespräch, lernt von ihnen! Bestärkt einander auch gegenseitig in dieser Perspektive, helft einander gegenseitig ans Licht, so wie Jesus es wollte, als er Petrus aufforderte: »Du aber stärke deine Brüder.«

Auch dazu eine wahre Geschichte.

Paul Wittgenstein, der Bruder des Philosophen Ludwig Wittgenstein (»Die Grenze meiner Sprache ist die Grenze meiner Welt.«) war ein begnadeter Pianist. Er war ein Genie. Die Herzen flogen ihm zu, sein begeistertes Publikum bejubelte ihn. Die Welt stand ihm offen. Was sollte ihm schon passieren, diesem begnadeten Meister und Wunderkind am Klavier?

Was passierte, war die erste große Katastrophe des 20. Jahrhunderts. Der Erste Weltkrieg brach aus. Paul Wittgenstein wurde eingezogen und erlebte eine persönliche Katastrophe: Nach einer schweren Verwundung wurde ihm der rechte Arm amputiert. Aus. Vorbei.

Die Welt stand ihm nicht mehr offen. Die Wogen des Unglücks schlugen über ihm zusammen und begruben ihn unter Dunkelheit und Verzweiflung. Doch dann geschah ein Wunder. Namhafte Komponisten, an erster Stelle sein bester Freund Maurice Ravel, aber auch sein Lehrer Josef Lahore, Sergej Prokowjew, Richard Strauß und andere, schrieben für ihn Klavierkonzerte nur für die linke Hand. So fand Paul Wittgenstein aus dem Tal der Verzweiflung hinaus und arrangierte nun seinerseits Werke von Beethoven, Grieg, Haydn, Chopin, Mozart und Bach für die linke Hand. Das hatte es noch nie gegeben. Aber mit einem Mal gab es das, und damit verwandelte sich in neues Leben, was zunächst nach dem Ende allen Glücks und einem lebenslangen Trauma ausgesehen hatte. Es sind eben doch in den allermeisten Fällen nicht die Dinge, die uns unglücklich machen, sondern wie wir die Dinge sehen …

Genauso wie man lernen kann, die Welt im Sonnenlicht der Hoffnung zu betrachten, kann man sich allerdings auch angewöhnen, sie im Zwielicht der Aussichtslosigkeit sehen. Das kann sogar absichtsvoll geschehen, vorausgesetzt, man hat den missgünstigen, den gehässigen Blick lange genug trainiert. Ein anschauliches Beispiel dafür lieferten Teile unserer Presse, als Papst Benedikt XVI. 2005 zum Weltjugendtag nach Köln kam.

Sie erinnern sich ... Wir hatten einen neuen Papst, einen deutschen Papst. Und dieser Papst, der angeblich so rigorose Bulldozer Gottes, der Großinquisitor Rrratzinger, wurde von den Jugendlichen ohne Ende gefeiert. Die Kritiker kriegten sich nicht mehr ein. Seht ihr denn nicht, welche Moral dieser Papst vertritt?, belehrten, um nicht zu sagen maßregelten sie die Jubelnden – wie kompromisslos er traditionelle Positionen der Kirche verteidigt ...?!

Aber die jungen Leute waren schlauer. Sie hatten verstanden, dass es um solche Fragen in der Religion nur am Rande geht. Sie suchten nach Wahrheit und einer Antwort auf ihre unstillbare Sehnsucht nach Gott. Diese Sehnsucht fällt unter die Golfbälle, und was die Presse bekümmerte, allenfalls unter die Kieselsteine. Natürlich müssen die Regeln, die sich die Kirche gegeben hat, immer wieder überprüft und bei Bedarf geändert werden, aber – was für ein einfältiger Blick auf die Kirche, wenn man bloß eine regelvermittelnde Institution in ihr sieht!

Ich weiß, dass ich mich damals mit meinem lieben Kollegen Guido Cantz über das faszinierende Phänomen einer Jugend unterhielt, die Benedikt im Licht der Hoffnung sah. Ich muss dazu sagen: Guido Cantz ist ein hübscher Kerl, und ich finde es immer so gemein – wenn er auf die Bühne kommt, kreischen die Mädscher: Guido, Guido, ich will ein Kind von dir!, und wenn ich auf die Bühne gehe, heißt es hinterher: Wollen Sie nicht mal bei unserem Mütterkaffee auftreten? Aber gut, lässt sich nicht ändern ... Unser Gespräch regte mich jedenfalls zu einer Kolumne an, die ich damals in einer bekannten Kölner Boulevard-Zeitung veröffentlichte, und weil es darin um das Thema der Perspektive geht, möchte ich sie hier wiedergeben:

»*Kennen Sie Georg Gänswein? Der Mann kommt nicht aus Entenhausen, wie man denken könnte. Nein, er ist Sekretär des Papstes, neunundvierzig Jahre alt, blond und unverschämt gut aussehend. Man nennt ihn auch den George Clooney des Vatikans, oder einfach Don Giorgio.*

Don Guido aus Porz ist am Samstag vierunddreißig Jahre alt geworden. Da ich ein Fan von unserem blonden Superentertainer Guido Cantz bin, gratulierte ich ihm natürlich zum Geburtstag. Dabei sagte er seufzend Folgendes: ›Ach, Willibert, als ich den Papst auf dem Rheinschiff sah, da ging mir als altem Messdiener mein katholisches Herz auf. Ich finde es unheimlich geil, was da beim Weltjugendtag abgeht ...‹ Das kann man jetzt auch vornehmer ausdrücken, aber recht hat er. Am meisten hat mich gefreut, dass die Berufskritiker und hauptamtlichen Nörgler von den Jugendlichen abgestraft wurden. Es war köstlich zu beobachten, mit welcher Verbissenheit kritische Medien immer wieder versuchten, die Themen Sexualmoral und Frauenpriestertum in den Mittelpunkt zu stellen, und von den Jugendlichen (die zum allergrößten Teil nicht die rigorose Sexualmoral der katholischen Kirche befolgen) ebenso regelmäßig als Antwort bekamen: Das ist mir doch egal ...

Liebe Kritiker, kapiert doch endlich: All diese Punkte, die ihr mit empörter Aufgeregtheit, zum Teil auch berechtigt, thematisiert, sind aus der Perspektive einer gesunden Religiosität Randthemen. Das Wesentliche liegt nicht zwischen den Beinen, sondern im Herzen. Weil der Papst von der Unsterblichkeit der Seele und von Gott spricht, deshalb liebt ihn die Jugend. Mir hat er sich mit einem Satz unauslöschlich ins Herz geschrieben: Wir sind kein sinnloses Produkt der Evolution, sondern jeder ist die Frucht eines Gedankens Gottes. Jeder ist gewollt, jeder ist gebraucht, jeder ist geliebt ...«

Mit anderen Worten: Dieser Papst wäre der ideale Gesprächspartner gewesen – ein Mann, der aus Enge und Angst befreit, bei dem man die hoffnungsvolle Perspektive ganz gewiss hätte lernen können. Natürlich war nie daran zu denken. Aber immer, wenn er zu uns sprach, leuchtete diese Hoffnung in seinen Worten auf, auch dann, wenn man im Einzelnen nicht seiner Meinung war.

Es trifft ja aufs Hören dasselbe zu wie aufs Sehen. Wie es diese oder jene Sichtweise gibt, gibt es auch unterschiedliche Hörweisen, gibt es Ohren, die sich für das Negative öffnen und dem Positiven verschließen. Was wir der Welt an Verheißung oder Trostlosigkeit abgewinnen, liegt an uns, und glücklich der Mensch, der lieber nach Gründen zur Freude sucht, als, wo er geht und steht, Steine des Anstoßes aufzulesen. Deshalb zum Schluss dieses Kapitels eine kleine Geschichte über Blindheit und Sehen, die ich Peter Schulte, einem Kollegen im Kölner Karneval, verdanke.

Ein berühmter Fußballer hatte eine innige Beziehung zu seinem Vater. Dieser Vater war seit seiner Jugend blind, dennoch verpasste er kein einziges Spiel seines Sohns. Er erlauschte die Atmosphäre im Stadion, und wenn er den Jubel des Publikums vernahm, weil sein Sohn wieder einmal ein Tor geschossen hatte, floss der blinde Vater über vor Stolz und Glück.

Eines Tages, unmittelbar vor einem wichtigen Spiel, starb der Vater, vollkommen unerwartet. Der Trainer stellte es dem Sohn anheim, an dem Match teilzunehmen oder nicht zu spielen. Doch der Sohn bestand darauf, mit seiner Mannschaft aufs Spielfeld zu laufen – und machte das Spiel seines Lebens. Als sein Trainer ihn anschließend fragte, warum er ausgerechnet an diesem Tag dermaßen gut gewesen sei, antwortete er: »Ich musste mich diesmal besonders anstrengen, weil heute mein Papa mein Spiel zum ersten Mal sehen konnte.«

24. Was hat Winnetou mit Theologie zu tun? oder: Der Fels des Atheismus

Ich habe in der Depression immer wieder eine seltsame Erfahrung gemacht. Möglich, dass es anderen anders geht – der schwarze Hund ist, wie gesagt, erfinderisch, er richtet sich auch immer nach der Persönlichkeit seines Opfers –, aber bei mir war es so: Meine Niedergeschlagenheit war immer von einem sehr starken Schuldgefühl begleitet. Und Schuldgefühle lassen dir natürlich keine Ruhe. Du suchst nach einer Erklärung, du willst wissen, ob du wirklich etwas verbockt oder jemanden vor den Kopf gestoßen hast – und automatisch sucht dein Verstand nach Bildern, nach Vorfällen, nach Erinnerungen, die dir einen Hinweis auf eine Verfehlung liefern könnten.

Dummerweise bin ich immer schnell fündig geworden. Hinterher allerdings musste ich oft einsehen, dass ich mir etwas zurechtfantasiert und eingeredet hatte, wie im Fall meines ersten Kusses. Nein, im Licht der Vernunft betrachtet, gab es da nichts. Woher dann aber dieses Schuldgefühl? Gibt es doch einen verborgenen Zusammenhang? Gibt es doch eine geheimnisvolle Verbindung zwischen Schuld und Depression? Ich bin dieser Frage nachgegangen, gezwungenermaßen, und habe dabei eine beunruhigende Parallele entdeckt ...

Christlich gesprochen, lautet der Oberbegriff für Schuld oder Verfehlungen Sünde. Das Wort ist völlig aus der Mode gekommen, ich weiß. In der Gestalt des Verkehrs- oder Umweltsünders führt es heute ein lächerliches Schattendasein, und seit die Gesundheitsreligion bei uns Einzug gehalten hat, kann man sich durch »falsche« Ernährung sogar gegen die eigene Gesundheit versündigen. Mit Sünde hat das natürlich gar nichts, mit bestimmten Obsessionen dafür umso mehr zu tun, und wenn Sie mir erlauben, will ich den Unterschied mit einem Auszug aus dem wunderbaren Buch *Lebenslust* von Manfred Lütz illustrieren, wo er etwa Folgendes schreibt:

Früher, zur Zeit der normalen Religionen, machten die Menschen Wallfahrten. Sie zogen mühsam tagelang zum Ort ihrer Sehnsucht, zu einem Wallfahrtsort, sagen wir zum Kloster Andechs. Irgendwann kamen sie an. Sie hatten sich sehr angestrengt, sie waren hungrig, doch als Erstes gab es eine Pilgermesse. Anschließend aber ging es in den Biergarten. Dort saßen sie beisammen und tranken voller Lebenslust ein, zwei, vielleicht auch drei Maß Bier; dazu gab's Schweinshaxe – furchtbar ungesund, aber herrlich. Heute, in den Zeiten der Gesundheitsreligion, begeben sich die Menschen ebenfalls auf Wallfahrt, aber zum Spezialisten, nach Hannover, auf nüchternen Magen – sehr gesund, zweifellos, aber furchtbar ...

In solchen Zusammenhängen wird heute noch von Sünde gesprochen – »Ich weiß, ich darf das eigentlich nicht essen, aber gestern habe ich mal gesündigt.« Doch ursprünglich war Sünde etwas ganz anderes. Sie ist sprachgeschichtlich eng verwandt mit dem Wort Absondern, und die Ursprungsbedeutung unseres Wortes Sünde ist Abtrennung oder Abspaltung – nämlich Abspaltung vom Geist der Liebe, Abspaltung von Gott.

Wie kann man sich von Gott abspalten? Viele werden jetzt antworten: indem man gewisse Gebote übertritt. Das mag auch sein, ist mir aber zu blass, klingt mir zu juristisch, da spüren wir jedenfalls nichts von dem existenziellen Drama, das der Sünde innewohnt. Denn dramatisch ist, was passiert, wenn wir uns von Gott losreißen: Im selben Moment nämlich werden wir in die Einsamkeit geworfen, in eine vollständige Einsamkeit, abgesondert von jedem Trost. Das ist die Tragödie der Sünde. (Deshalb sagt der Apostel Paulus: »Die größte Sünde aber ist der Tod.«) Was ich mich nun gefragt habe, ist: Kann man diese Sündenerfahrung der Einsamkeit womöglich auch dann machen, wenn man keine konkrete Schuld auf sich geladen hat? Eine frühe Erinnerung kommt mir dabei in den Sinn.

Zum Eindrucksvollsten und Erschreckendsten gehörte für mich im Deutschunterricht die Lektüre von Wolfgang Borcherts Drama *Draußen vor der Tür*. Zutiefst aufgewühlt hat mich der Moment, in dem der Kriegsheimkehrer Beckmann, von allen ausgeschlossen, in die leere Welt hineinschreit: »Ich bin so allein! Ich bin so furchtbar allein! Ist denn da niemand?« Diese Angst, diese furchtbare Angst ist ein Produkt der Einsamkeit oder, noch drastischer und damit noch treffender gesagt: der Verlassenheit. Und diese Verlassenheit ist nicht Beckmanns Schuld, er kann nichts dafür, dennoch bleibt ihm die Sündenerfahrung der Abtrennung von jeglichem Trost nicht erspart.

Darf man dann so weit gehen zu sagen: Was Beckmann hier erlebt, nämlich das Abgeschnittensein von der Fülle des Lebens, ist eine authentische Höllenerfahrung? Und ist es darüber hinaus erlaubt, auch die Depression mit ihrer grund- und bodenlosen Angst, verbunden mit einem ebenso grund- und bodenlosen Verlorenheitsgefühl, als Höllenerfahrung zu verstehen? Kann demnach auch der Schuldlose die Sünde in ihrer letzten Konsequenz erfahren – als Abtrennung vom Quell des Lebens, von Gott?

Ein unheimlicher Gedanke. Die Ähnlichkeit zwischen Depression und Sündenerfahrung ist jedenfalls auffällig. Im Übrigen muss ich ehrlicherweise sagen: Ja, meine Depression war für mich die Hölle. Aber ich habe in der Klinik Patienten kennengelernt, die noch viel übler dran waren als ich. Patienten mit chronischer Depression, gegen die meine Depression bloß eine Art Grippe war. Aber diese Menschen würden mir wohl als erste beipflichten, wenn ich von einer authentischen Höllenerfahrung spreche.

Unverschuldet eine Erfahrung machen, die – theologisch gesprochen – die Konsequenz der Sünde ist? Vernunft und Gefühl sträuben sich dagegen, das anzunehmen. Wir müssten dann von einer unverdienten Strafe sprechen, die mit keinem Gottesbild vereinbar wäre, weder mit einem salafistischen noch mit einem christlichen. Sind wir damit vielleicht an einen Punkt gelangt, der alle unsere Gottesbilder, ja Gott selbst, infrage stellen kann, wenn wir von hier aus weiterdenken?

Und man muss weiterdenken, gerade vor dem Hintergrund des sich ausbreitenden Atheismus. Früher wäre mir das nicht eingefallen. Ich bin bekanntlich in die Religion hineingewachsen, ich habe mich darin zu Hause gefühlt, ich wäre als Jugendlicher nicht auf die Idee gekommen, diese geistige Heimat infragezustellen. Aber wer klug ist, stellt auch seine Erziehung infrage, und was die Religion angeht, ist ein Bruch mit seinem Kinderglauben nicht nur wünschenswert, er ist – fast hätte ich gesagt – Pflicht. Und wenn man einen wachen Geist hat, wenn man sich nicht selbst betrügt, dann gibt es ein Argument, dass den Glauben an Gott erschüttern muss. Georg Büchner hat es den »Fels des Atheismus« genannt. Es ist die Frage, die sich wohl jedem von uns schon einmal aufgedrängt hat: Wie kann ein liebender und allmächtiger Gott das unsagbarste Leid zulassen? Müsste er nicht permanent wegen des infamsten Vergehens, nämlich unterlassener Hilfeleistung, schuldig gesprochen werden?

Nun, man könnte sagen: Auch das ist wieder eine Frage der Perspektive. Gehe ich davon aus, dass mein Leben mit dem biologischen Tod definitiv endet, muss ich Gott tatsächlich für einen Versager halten, denn viele Menschen erfahren bis zu ihrem Tod wenig Erfreuliches. Aber auch, wenn ich Gott zugutehalte, dass er sich seine Gerechtigkeit bis zur Auferstehung der Toten aufspart, bleibt das Theodizee-Problem: Warum? Warum hat Gott eine Welt geschaffen, die so unvollkommen ist, dass sie, wie der Apostel Paulus sagt, aufstöhnt und aufschreit wie eine Gebärende in den Wehen?

Bevor ich eine Antwort versuche, möchte ich Ihnen eine kleine Begebenheit in Erinnerung rufen.

Als Papst Franziskus 2014 die Philippinen besuchte, öffneten sich die Himmelsschleusen, und der Regen ergoss sich in Sturzbächen auf die Versammelten. Aber alle harrten aus – der Papst mit einem Regencape über seinen liturgischen Gewändern genauso wie die sechs Millionen Philippinos, die ihn erleben wollten. Damals ging folgendes Bild um die Welt: Ein zwölfjähriges Mädchen erzählte dem Papst aus ihrem Leben. Es waren schauerliche Dinge, die da zur Sprache kamen, das Mädchen berichtete von Misshandlungen, Kinderprostitution, Drogensucht und Obdachlosigkeit. Und dann stellte es unter Tränen die Frage: »Papst Franziskus, warum lässt Gott das alles zu?«

Und der Papst? Er legte sein vorbereitetes Redemanuskript zur Seite, wandte sich an die unüberschaubare Menge der Gläubigen, vor allem aber an die weinende Zwölfjährige, und sagte: »Die Frage, die du stellst, wird immer wieder gestellt. Aber hier auf Erden findet sie keine Antwort. Von uns Menschen kann keiner sie beantworten, auch ich nicht.« – was ich schon großartig fand. Dass er sich nicht in theologische Akrobatik flüchtete, dass er seine Ratlosigkeit unumwunden eingestand. Aber dann fuhr er fort: »Du hast geweint. Nur wer im Angesicht des Leidens hemmungslos weinen kann, hat den christlichen Glauben verstanden.« Und auch diesen zweiten Teil seiner Antwort fand ich wunderbar. Denn Christentum ist Mitleiden. Ist Ansprechbarsein für die Not eines anderen, wie sich der barmherzige Samariter von der Not des Verletzten auf der Straße zwischen Jerusalem und Jericho ansprechen ließ. Es ist Hinschauen, wo unser erster Impuls Wegschauen wäre. Das erste Gebot des Christentums lautet: Wende deine Augen nicht ab. Ertrage den Anblick des Leids. Überwinde den Widerwillen, den du beim Anblick des Elends verständlicherweise empfindest. Und wappne dich mit der Kraft der Liebe.

Die Antwort des Papstes scheint mir aber auch noch auf etwas anderes hinzudeuten. Wäre eine Welt ohne Leid womöglich die Hölle – nämlich eine mitleidlose Welt, eine gnadenlose Welt? Zwar mag es auf den ersten Blick so aussehen, als würde eitel Freude herrschen, sobald jeder Grund zu Mitleid und Anteilnahme entfällt. Wahrscheinlich dürfte aber das genaue Gegenteil eintreffen. Viel plausibler erscheint mir, dass in einer solchen perfekten Welt ohne Not und Tod der nackte, kalte, erbarmungslose Egoismus von Leuten herrschen würde, denen der Rest der Menschheit gestohlen bleiben kann. Denn was uns verbindet – und womöglich überhaupt erst zu Menschen macht –, ist das Leid, das eigene wie das fremde. Das Leid, das uns die Augen für unser gemeinsames Menschenschicksal öffnet. Damit wäre nicht alles gut. Aber zumindest hätten wir in diesem Fall keinen Grund, die Welt für misslungen zu halten und den Fehler Gott anzulasten.

Ich möchte diese Frage aber auch noch von einer anderen Seite betrachten – in einem Buch über Lachen und Leiden darf es in diesem Punkt wohl etwas ausführlicher zugehen.

Und ich will zu diesem Zweck mit folgender Geschichte beginnen:

Ende des 17. Jahrhunderts lebt in Hamburg ein Mann, der, weil es gerade schick ist, seinen Namen gräzisiert, und so wird aus Neumann Neander. Dieser Herr Neander hat einen Sohn, Joachim, von Beruf Lehrer, und als dieser eines Tages erfährt, dass man fern von Hamburg, nämlich in dem kleinen, beschaulichen Städtchen Düsseldorf am Rhein, einen Lehrer sucht, zögert er nicht. Er nimmt die Stelle als Schulmeister in Düsseldorf an.

Der junge Neander hat eine Leidenschaft, das ist die Poesie. Wenn es das Wetter zulässt, zieht er sonntags mit seinen Freunden in ein hochromantisches, bezauberndes Tal in der Nähe von Düsseldorf, wo man sich gegenseitig die neusten Gedichte vorliest. Ich weiß nicht, wie viele Gedichte der Herr Neander verfasst hat, aber zweierlei weiß ich. Erstens: Eines seiner Gedichte hat die Jahrhunderte überlebt und wird bis heute in allen Gottesdiensten deutscher Sprache, seien sie katholisch oder evangelisch, gesungen. Und zweitens: Das bezaubernde Tal bei Düsseldorf wurde später nach diesem Herrn Neander benannt und durch das Skelett eines Frühmenschen, das man dort fand, weltberühmt.

Wie heißt nun das Gedicht, das als einziges von Joachim Neander überlebt hat? Die erste Strophe lautet:

»Lobe den Herren, den mächtigen König der Ehren.
Lob ihn, o Seele, vereint mit den himmlischen Chören.
Kommet zuhauf, Psalter und Harfe, wacht auf!
Lasset den Lobgesang hören.«

Das ist schön, das kann man immer wieder mit Inbrunst singen. Aber die zweite Strophe hat's in sich. Die konnte ich schon als Jugendlicher nicht leiden. Denn dort heißt es:

»Lobe den Herren, der alles so herrlich regieret,
der dich auf Adlers Fittichen sicher geführet,
der dich erhält, wie es dir selber gefällt.
Hast du nicht dieses verspüret?«

Nein, habe ich nicht, fährt es mir da spontan durch den Kopf. Ich selbst bin zwar von großem Leid weitgehend verschont geblieben, doch wie viele von uns sind eben nicht auf Adlers Fittichen sicher geführt worden? Eine Provokation, diese zweite Strophe, oder?

Irgendwann lernte ich, das Bild des Adlers zu entschlüsseln – und erlebte, wie gut ein Studium tun kann, wie wichtig es ist, den Dingen auf den Grund zu gehen und sich aus seiner Ungebildetheit herauszuarbeiten. Dieses Bild geht nämlich auf eine uralte Beobachtung zurück. Auf eine Beobachtung, die das jüdische Volk schon vor einigen Jahrtausenden machte, als es den Wüstenadlern zuschaute. So finden wir dasselbe Bild unter anderem im Buch Deuteronomium (5. Buch Mose), wo es heißt: »... wie der Adler, der sein Nest beschützt und über seinen Jungen schwebt, der seine Schwingen ausbreitet, ein Junges ergreift und es flügelschlagend davonträgt.« Was genau treibt der Adler da eigentlich?

Nun, es ist so: Diese Adler bauen ihre Nester an den Steilhängen der Wüstengebirge. Und wenn ein Adler spürt, dass für sein Junges die Zeit gekommen ist, fliegen zu lernen, tut er etwas anscheinend furchtbar Grausames. Er wirft es aus dem Nest in den Abgrund. Und das Junge fällt, schreiend vor Angst, verzweifelt mit den Flügeln schlagend. Wenn es denken könnte, würde ihm in diesem Augenblick der panischen Angst die erschütternde Erkenntnis durch den Kopf gehen: Alles, was ich geglaubt habe, war Lug und Trug. Mein eigener Vater, meine eigene Mutter stürzt mich ins Verderben ...

Aber während das Junge fällt, schwebt der Adler über ihm, hält es scharf im Auge und greift ein, falls diese Flugstunde für sein Junges zu früh kommt. In diesem Fall schießt er wie ein Pfeil herab, fängt es mit seinen Flügeln auf und trägt es zurück ins Nest. Um am nächsten Tag das grausame Spiel zu wiederholen – so lange, bis das Adlerkind etwas lernt. Bis es verstanden hat: Ich stürze zwar, aber ich stürze nie in die Vernichtung. Und in diesem Augenblick, in dem das Vertrauen stärker geworden ist als die Angst, geschieht etwas Großartiges: Das Junge breitet seine Flügel aus, weil sich die Angstverkrampfung löst, und wird von seinen eigenen Flügeln getragen. »*Ich kann fliegen, ja, ich kann's ...*«, singt Reinhard Mey – und jubelnd vor Glück zieht das Adlerkind seine ersten Kreise, fliegt und fliegt auf und davon, in sein eigenes Leben ...

Dieser Wüstenadler liefert mir das beste Anschauungsbeispiel für gute Pädagogik – und für ein Gottesbild, das, wie ich glaube, der Wahrheit am nächsten kommt. Gott ist die Liebe, ja, aber diese Liebe muss an die Freiheit gekoppelt sein. Und die Freiheit ist oftmals Angst und Absturz. Gottes Liebe ist keine fürsorgliche Belagerung, sie ist eine Anleitung zur Freiheit. Auf unser Leben übertragen, könnte man sagen: Das Kreuz, das Leid, der Absturz, es wird uns nicht erspart, aber wir dürfen glauben, dass wir letztendlich doch jedesmal von Gott aufgefangen werden.

Das ist die österliche Perspektive. Kreuz und Tod haben nicht das letzte Wort, wir werden im Licht des Ostermorgens erwachen. Wie heißt es in der Ostkirche? Am Ostermorgen geht die Sonne dreimal auf, aus lauter Jubel darüber, dass die Liebe das letzte Wort hat. In diesem Sinne bete ich jeden Abend, Tag für Tag: »Beten will ich, dass meine Dunkelheit mich nicht lähmt, dass meine Nächte hell und heil werden und dass mein Vertrauen stärker ist als meine Angst.«

Auf diese Ostergeschichte möchte ich eine Weihnachtsgeschichte folgen lassen, die zugegebenermaßen einige Haken schlägt, bevor sie an ihr Ziel gelangt. Für die jüngeren unter Ihnen sei vorausgeschickt: Sie spielt in einer weit zurückliegenden Vergangenheit, als in den Straßen kleine, gelbe Häuschen standen, in denen Telefonapparate an der Wand hingen, mit denen man nicht fotografieren konnte, und die Menschen statt im Internet im Quelle-Katalog surften, kurzum, in einer Zeit vor der Sintflut, nämlich in den Sechzigerjahren.

Damals liefen im Kino mit Riesenerfolg die Winnetou-Filme nach Karl May. Das Kino von Wipperfürth war ein großer, prächtiger Theatersaal mit einem imposanten roten Vorhang, jenes Burgtheater nämlich, wo ich Jahre zuvor als Wolkenseppl zum ersten Mal auf der Bühne gestanden hatte, und bei begehrten Filmen bildeten sich lange Schlangen die ganze Treppe vor dem Burgtheater hinunter. Am Eingang wurde man von dem Besitzer, Herrn von Egen, mit der Grandezza eines Impresarios empfangen, und statt Nachos und Popcorn gab es als Vorspeise Fox tönende Wochenschau. Darauf folgte damals schon Langnese – »Möchte jemand Eis?« – »Ja, ein Capri bitte.« – dann kam ein Vorfilm und dann endlich – ding, dang, dong – der Hauptfilm, »Constantin-Film präsentiert ...« Und der kleine Willibert versank in Glückseligkeit, wenn zu den berauschenden Klängen des Orchesters Martin Boettcher Winnetou auf seinem Rappen Iltschi angeritten kam, das blau-schwarze Haar im Winde wehend.

Niemand kann sich vorstellen, wie verzaubert ich war. Zum ersten Mal im Leben hatte ich mein Herz ganz und gar verloren. Die Wände meines Zimmers waren über und über mit Winnetou-Bildern bedeckt. Und als ich groß war, fand diese Kinderliebe sogar ihre Erfüllung. Im Rahmen des WDR-Films *Der fromme Jeck* fuhr ich mit Gisbert Baltes und der Filmcrew in die Picardie bei Paris, um niemand Geringeren zu besuchen als Pierre Brice, den Helden meiner Kindheit, den Darsteller des Winnetou.

Brice war an die 80 Jahre alt, besaß aber immer noch die Ausstrahlung des jungen Apachen, immer noch die Schönheit eines jungen, griechischen Gottes. Ich genoss jede Minute. Nach den Dreharbeiten im Wohnzimmer zogen wir in die Küche seines Landhauses um, wo seine bayerische Frau Hella den Tisch gedeckt hatte mit Käse, Trauben und Wein. Es wurde gegessen und getrunken, parliert und gelacht, und mittendrin entspann sich folgender kurze Dialog:

»Ö, pardon«, sagte ich, »ich müsste mal auf ... la toilette.«

Darauf Pierre Brice: »Warte, Gilbert, un moment, isch zeige dir.«

Und während er mich am Arm fasste und durch den Flur zum Abort führte, dachte ich: Mensch, Willibert, wenn dir damals, als im Burgtheater Winnetou vor einem strahlend blauen Himmel über die Leinwand ritt, jemand gesagt hätte, dass eben dieser Winnetou dich mal zum Klo bringen würde ...!

Übrigens ... Diese Winnetou-Bilder an den Wänden meines Zimmers ... Was dachten meine Eltern, als sie feststellen mussten, dass ihr heranwachsender Junge mit solcher Inbrunst einem schönen Mann huldigte, Rothaut hin oder her? Richtig. Sie waren still besorgt – er wird doch wohl nicht ..., er könnte doch nicht etwa, so von der Veranlagung her ... (tut mir leid, liebe Politisch-Korrekte, aber das war in den Sechzigerjahren so). Doch dann, als sie mich beim Durchblättern des neuen Quelle-Katalogs heimlich beobachten ... Gott sei Dank! Nicht bei der Herrenunterwäsche geriet der umblätternde Willibert ins Stocken, sondern bei den Damendessous – Aufatmen bei den besorgten Erziehungsberechtigten.

Der eigentlich wichtige Katalog aber kam erst kurz vor Weihnachten. Und der wichtigste von allen war der vom Spielwarenhaus Hans Flossbach, der mit den Ritterburgen, den Legosteinen und Märklinkästen, den Fallerhäuschen und Modelllandschaften. Stundenlang konnten wir Kinder darin blättern und dabei in paradiesische Traumwelten hinübergleiten, in Glückseligkeit versinken.

Ich bin sicher: Dieses erwartungsvolle, hochgespannte Glück, das uns in der Vorweihnachtszeit durchströmte, verdankte sich jenem unstillbaren Durst, den alle Menschen, ob gläubig oder nicht, in sich tragen. Es ist die Sehnsucht nach Freude und Liebe und Glück ohne Ende. Für mich ist dies der innerste Kern der Botschaft vom göttlichen Kind, es ist der *spirit of christmas*, was mit »der Geist der Weihnacht« nur ungenügend übersetzt wäre. Alles erhoffen, alles erwarten und dann in Vorfreude schwelgen, in Vorfreude auf ein Glück, das gar keinen Namen hat, weil es aus einer anderen Welt kommt ... »*Es ist nie mehr so ehrlich, nie mehr so total, unschuldig und wehrlos wie beim ersten Mal*«, singt Reinhard Mey. Das ist die Perspektive der Kindheit, und solche Erinnerungen tun gut.

25. Ein bisschen Kabarett zum Schluss oder: Heidewitzka, Herr Kapitän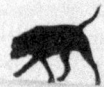

So, und damit sind wir im letzten Kapitel angelangt. Im Heute, in der Gegenwart – die noch als ungewisse Zukunft vor mir lag, als mein Arzt mir sagte: »Herr Pauels, die Bühne dürfen Sie nicht meiden. Gehen Sie auf die Bühne, aber als Amateur, nicht mehr unter dem Druck, damit Verträge erfüllen zu müssen, die in die Hunderte gehen. Nicht mehr unter dem Druck, damit Ihren Lebensunterhalt, Ihre Rente etc. verdienen zu müssen. Und Sie werden merken: Das, was vorher Gift für Sie war, wird zur heilenden Kraft werden ...«

Hatte er recht?

Er hatte recht. Aus dem Hardcore-Karneval bin ich ausgestiegen, ganz konsequent, und das tut meinem Leib, das tut vor allem meiner Seele gut. Im entscheidenden Augenblick hatte für mich der berühmte Satz aus dem Matthäusevangelium den Ausschlag gegeben: »Was nützte es dem Menschen, wenn er die ganze Welt gewänne und nähme Schaden an seiner Seele?« – und dieses Jesuswort ist für mich zum Schlüsselsatz geworden, eine theologische Bestätigung des Appells, den mein Arzt so nachdrücklich an mich gerichtet hatte.

Seither arbeite ich wieder hauptberuflich als Diakon, in der Pfarreiengemeinschaft Oberberg-Mitte. Und ich darf sagen: Wenn ich früh morgens über die Höhen des bergischen Landes in meine Pfarrei fahre, dann bin ich glücklich. Das liegt an dem guten Team, den Menschen, denen ich begegnen darf, und vor allem an meinem Pastor. In der langen Reihe von Priesterpersönlichkeiten, die ein Geschenk für mein Leben waren, ist er nun, da ich auch schon 60 Lenze zähle, hinzugekommen.

Es ist mir ein Herzensanliegen, auf den kleinen Karnevalssitzungen meiner Pfarrei aufzutreten, umsonst, versteht sich. Das ist natürlich toll – die Gemeinde hat auf einmal einen echten Kölner Büttenredner im Programm, und ich bekomme die Möglichkeit, meiner Gemeinde mit meinem Talent zu dienen. Und ansonsten mache ich mein eigenes Kabarett, das ganze Jahr über, vielleicht fünfmal im Monat, manchmal in Kirchen, oft in Gemeindesälen. Da bringe ich in einer Ein-Mann-Show mein Programm auf die Bühne und stelle fest: Ganz neu kann man sich eben doch nicht erfinden ...

Denn das Lampenfieber ist geblieben. Immer noch stellt sich mir die bange Frage: Wird es heute Abend gelingen? – nur dass sie sich nicht mehr im Stundentakt achtmal hintereinander stellt. Doch wenn ich höre: Ausverkauftes Haus, 300, 400 Leute sind gekommen, um anderthalb Stunden Willibert zu hören ... Ich habe ja kein musikalisches Programm, in das ich mich hineinflüchten könnte, ich habe keine Requisiten, die das Auge ablenken könnten – bis auf mein Mikrofon und mich ist die Bühne vollkommen leer ...

Aber bisher läuft es wunderbar. Und wie mein Arzt vorausgesagt hat: Es tut mir gut, es tut auch den Leuten gut. Dabei habe ich, neben den Themen Kirche und Karneval, als dritten Schwerpunkt Depression und Psychiatrie in mein Programm aufgenommen. Da lag anfangs natürlich die Frage nahe: Was hat Depression in einem Kabarettprogramm zu suchen? Stört das nicht die Heiterkeit, sprengt das nicht den Rahmen? Wie wird das Publikum darauf reagieren? Kurzum: Ist das nicht sehr gewagt? Tja, um etwas weiter auszuholen ...

Seit vielen Jahren treffe ich mich mit meinen Freunden, ebenfalls Diakone, zu Exerzitien im Haus Berg Moriah bei den Schönstättern. Ausgerechnet auf dem Höhepunkt meiner Depression stand wieder ein Exerzitienwochenende an, und als ich nicht erschien, war das Erschrecken meiner Freunde groß.
»Der ist in der Klinik!«
»Was?«
Allgemeine Fassungslosigkeit. Bis einer sagte:
»Das ist für mich nichts Neues. Meine Frau war auch in der Psychiatrie ...«
Und ein anderer:
»Mein Bruder ist auch schwer depressiv ...«
Da zeigte sich also schon in diesem kleinen Kreis, wie die Depression ins Leben vieler Menschen hineinragt. Und das erlebe ich häufig: Sobald man das Thema anstößt, kommt es zu einem kleinen Dammbruch. Oder auch zu einem großen.

Nachdem die Klinik hinter mir lag, lud mich Bettina Böttinger ein, in ihrer allwöchentlichen Talkshow über meine Erfahrungen zu berichten. Mit von der Partie waren Vicky Leandros, deren Musik ich immer toll fand, und Pola Kinski, die unter ihrem Vater Klaus so sehr gelitten hatte. (Beim sogenannten Warming-up fragte mich Bettina nach meinem Befinden. Als Antwort sang ich: »Was soll mir schon geschehen? Du weißt, ich liebe das Leben ...« – und Vicky Leandos, deren Hit ich da gerade angestimmt hatte, lachte sich kaputt.) Nun, ich war als letzter Gesprächspartner vorgesehen, viel Zeit blieb mir zum Schluss nicht mehr, aber selbst diese fünf Minuten reichten, um eine solche Flut positiver Briefe, E-Mails und Anrufe auszulösen, wie Bettina Böttinger sie selten erlebt hatte.

Übrigens gehörte zu den Studiogästen auch ein Mann im Rollstuhl, nämlich der ehemalige Intendant des Mitteldeutschen Rundfunks, Udo Reiter, der sich 2014 aus Angst vor einem traurigen Lebensende erschoss. Reiter hatte diesen Suizid angekündigt und als Akt der Selbstbestimmung verstanden wissen wollen. Sein Freund Thomas Gottschalk gab allerdings anschließend in einem Interview zu bedenken: »Manchmal hatte ich den Eindruck, dass der tiefste Grund für seine Entscheidung nicht seine Souveränität war, sondern Phasen der Depression ...«

Es kamen, mit anderen Worten, einige Erlebnisse zusammen, die mich auf drei Gedanken brachten. Erstens: Alles, was mit Depression zu tun hat, wird immer noch allzu oft schamhaft verschwiegen. Und zweitens: Wie wär's, wenn du das Thema auf die Bühne brächtest, vor Leuten, die sich amüsieren wollen? Denn, drittens: Die Heilung von einer Depression funktioniert ähnlich wie ein Witz. In beiden Fällen tritt der gewünschte Effekt dann ein, wenn die andere Perspektive zur Geltung kommt – beim Witz blitzartig im Moment der Pointe, bei der Genesung von einer Depression allmählich im Zuge eines Lernprozesses. In jedem Fall gibt es hier eine Verbindung, eine Verwandtschaft – warum also nicht den Versuch wagen, beides in einem einzigen Programm unterzubringen ...

Und was soll ich sagen?

Noch nie habe ich so viel Zustimmung geerntet, noch nie so viel Zuspruch erhalten. Die Briefe und E-Mails, die mich erreichen, haben alle denselben Tenor: Danke, dass Sie das angesprochen haben – großartig! Wobei ich ähnliche Kommentare schon gleich nach der Vorstellung zu hören bekomme ...

Natürlich, Lachen und Applaus ist mir die liebste Reaktion, und auch da kann ich mich nicht beklagen. In den letzten Jahren hatte ich keinen Auftritt, ohne dass nach einer Zugabe gerufen worden wäre, und auch das, was wir in unserem

Jargon einen Uhu nennen, ist mir erspart geblieben (nämlich »Unter HUndert Zuschauer«). Nein, keine schönere Belohnung als Beifall und ein volles Haus. Aber abgesehen vom Lachen und vom Schulterklopfen – »herrlicher Abend, nee, wat ham wer jelacht ...« – verschafft es mir die größte Genugtuung, dass viele Menschen hinterher auf mich zukommen und sagen: »Herr Pauels, herzlichen Dank für Ihre Worte über die Depression. Ja, mich hat es auch getroffen, ich war selbst in der Klinik, und in meiner Familie ... Also wirklich, das hat mir richtig gutgetan.«

Dass da jemand kein Tabu und keine Scham kennt, dass der ganze Komplex Depression einmal nicht mit betretener Miene und in bedrückter Atmosphäre behandelt wird, scheinen alle Betroffenen als Erlösung zu empfinden. Aber meine Ausführungen sind eben in eine Büttenrede eingebettet. Zwei Drittel meines Programms sind Witze. Und siehe da – Ernst und Heiterkeit vertragen sich bestens, ganz abgesehen davon, dass der Witz angewandter Perspektivwechsel in seiner schönsten Form ist – also Therapie. Und wenn du, liebe Leserschaft, jetzt das Gefühl hast, der humoristische Teil meines Wirkens sei bisher zu kurz gekommen – nun, dann will ich zum Schluss einen kleinen Auszug aus meinem Programm nachliefern.

Stellen Sie sich also vor: Mit dem schönen Büttenmarsch »Heidewitzka, Herr Kapitän« komme ich auf die Bühne. Wenn die Leute mitsingen, dann läuft der Abend. Und sie singen immer mit.

Halt, nicht immer! Mein guter Vater, Gott habe ihn selig, sagte mir, als ich noch ein Jugendlicher war: »Willibert, eins musst du dir merken. Alle Menschen sind in ihrer Würde gleich, unabhängig von ihrem Wohnort, ihrer Herkunft und ihrer Religion. Aber – sie sind unterschiedlich in ihrer Mentalität.« Damals habe ich gesagt: »Du übertreibst immer. Das ist doch Quatsch.« – »Warte ab«, hat mein Papa geantwortet, »du wirst es noch lernen.« Und ich habe es gelernt.

In den langen Jahren meiner Bühnenerfahrung habe ich die unterschiedlichsten Regionen kennenlernen dürfen und bin zu dem Resultat gelangt: Am frappierendsten unterscheiden sich zwei Völkchen, die in *einem* Bundesland zusammengefasst sind. Ich meine natürlich NRW – Nordrhein ... Westfalen. Wie sagt Jürgen Becker? »Völker der Welt, schaut auf dieses Land Nordrhein-Westfalen. Das sind Westfalen und Rheinländer in *einem* Land! Es ist furchtbar, aber es geht.«

Ja, es geht. Aber sind die Mentalitäten wirklich so verschieden? Sie sind, sie sind. Als ich vor vielen Jahren im tiefsten Sauerland auftreten durfte und heftiges Singen und Klatschen erwartete, als ich das Lied »Heidewitzka« anstimmte, stieß ich beim sauerländischen Publikum auf tiefstes Schweigen. Schreck, lass nach! Ich hätte genauso gut die Nationalhymne von Tansania anstimmen können ...

Ich gehe also alleine singend auf die Bühne, in der festen Überzeugung, den Flop meines Lebens zu erleben. Tapfer kämpfe ich mich mit trockenem Mund durch meine Rede. Vielleicht war ich in meiner Panik auch überempfindlich, aber ich hatte wirklich das Gefühl: aus, vorbei – Boden, tu dich auf ... Ja, von wegen. Am Ende brandete ehrlicher, bodenständiger, westfälischer Applaus auf. Es hatte denen doch tatsächlich gefallen! Gut, warum haben sie es dann nicht gezeigt?

Das liegt an der anderen Mentalität. Anschließend nämlich kam der Moderator des Abends auf die Bühne und sagte wortwörtlich Folgendes: »Herr Pauels, großartig. Wir Westfalen sind ein lustiges Völkchen, und wir lachen auch gerne, nur – später.«

Kann man es selbstironischer und wunderbarer auf den Punkt bringen? Das schafft höchstens mein Freund, der liebenswerte Drecksack Jürgen Becker. (Ich sage immer »liebenswerter Drecksack«, weil es stimmt. Jürgen ist vollkommen schmerzfrei im Äußern seiner ehrlichen Meinung und im Mangel an Respekt vor jeglicher Autorität. Er ist frech. Aber – er hat eine Seele aus Gold. Er ist ein herzensguter Mensch.) Auf jeden Fall beschreibt Jürgen Becker die unterschiedliche Mentalität der Rheinländer und Westfalen wie folgt: »Der Westfale steht morgens auf und sagt: Was müssen wir heute arbeiten? Der Rheinländer steht morgens auf und sagt: Wo jommer hük Ovend hin? (Wo gehen wir heute Abend hin?)« Also eine ganz andere Perspektive ...

Jetzt eignen sich unterschiedliche Mentalitäten natürlich wunderbar für Witze. Beginnen wir mit einem über den gewöhnlichen Westfalen, der vom gewöhnlichen Rheinländer eben als etwas trocken empfunden wird:

Husemanns Willy und Brinkschultes Hermann, die zwei haben eine Kreuzfahrt chebucht, so was Billiges hat die Welt noch nicht gesehen. Für einen Appel und ein Ei vierzehn Tage auf einem Schiff, wirklich, kostet fast nix! Die zwei gehen auf das Schiff, und jetzt merken sie auch, warum dat so billig war. Unter Deck sind nämlich lange Ruder, und hinten auf der Bühne sitzt ein Mann mit einer chroßen Trommel. Alle Passagiere sollen sich an die Ruder setzen, und dann, zum Rhythmus der Trommeln, wird kräftig gerudert. Pampam. Pampam. Pampam. Zieht an. Zieht an. So geht das vierzehn Tage. Nach vierzehn Tagen dürfen sie endlich wieder an Land. Da sagt der eine Westfale zum anderen: »Ja, wat mein'ße, Willem, muss ich der Musik jetz en Trinkgeld geben?«

So ist der Westfale. Eine Unterabteilung davon bildet der Ruhrpötter, speziell der Kumpel, der Bergmann, für dessen wiederum leicht abweichende Mentalität folgende wahre Geschichte ein köstlicher Beleg ist:

Der katholische Ruhrbischof Franz Hengstbach besucht eine Zeche. Die Kumpels sind versammelt, sie freuen sich, dass der beliebte Bischof da ist, und zum Schluss seiner launigen Ansprache gibt der Bischof den Segen. Die Kumpels knien sich dazu alle hin. Bis auf einen. Der Bischof scheint etwas irritiert. Worauf dieser eine stehen gebliebene Kumpel sagt: »Ich gehöre nicht bei euerm Verein.« Daraufhin sagt Bischof Hengstbach: »Ah, verstehe. Dann sind Sie ein Anhänger von Dr. Martin Luther ...« Worauf der Kumpel antwortet: »O nä, bleib mir bloß weg mit die Knappschafts-Ärzte.«

So viel zum Ruhrpötter. Und wie soll man den Rheinländer beschrieben? Vielleicht am besten so:

Ein Türke, ein Rheinländer und ein Westfale – alle drei sind krank, und alle drei treffen Gott. Da sagt der Türke: »Allah, bin krank. Schwer krank, Allah, viel Schmerz, Allah.« Sagt Allah: »Wo, mein Sohn?« Sagt der Türke: »Im Kreuz ... o, Entschuldigung. Im Rücken.« (Man muss ja vorsichtig sein.) Kommt Allah, legt dem Türken die Hände auf den Rücken, und – zack, ist er geheilt. »Jou«, sagt der Westfale. »Dat is chenau dasselbe bei mir in meine Schulter. Schmerzen in der Schulter!« Kommt Gott, legt dem Westfalen die Hände auf die Schulter, und – zack, ist der Westfale geheilt. Dann wendet sich Gott mit seinen heilenden Händen dem Rheinländer zu. Da sagt der: »Pass op, Jung, Flossen weg. Ich bin noch vier Wochen krank jeschrieben.«

So ist der Rheinländer. Das ist die rheinische Perspektive: selbst in Krankheiten noch das Positive sehen. Als hätte er seinen Epiktet verinnerlicht. Aber der Rheinländer pflegt den Perspektivwechsel schon seit ewiger Zeit. Zum Beispiel indem er die Dinge anders benennt und schon dadurch eine gewisse Leichtigkeit in die verfahrendste Situation hineinbringt.

Beispiel: außereheliche Affäre. Heißt auf Rheinisch: Der hät en Fisternöll. Jetzt frage ich dich, liebe Leserschaft: Was soll denn Fisternöll für ein Wort sein? Ja, keine Ahnung! Ich weiß nur, dass es irgendwie drollig klingt. Gut, aus moralischer Sicht ist es immer noch bedenklich, hört sich aber durchaus nicht so an ...

Noch deutlicher wird es in der rheinischen Bezeichnung für Depression. Die Erfahrung der Schwermut ist ja so alt wie die Menschheit, die ist natürlich auch am Rheinländer nicht vorbeigegangen, aber der spricht nicht von »Depression«, der sagt »et ärm Dier« – übersetzt: das arme Tier. Ein Schwermütiger ist also nicht depressiv, er hat bloß, ein wenig versöhnlicher, ein wenig tröstlicher, das arme Tier ... Unter den zahlreichen Briefen, die ich in die Klinik bekam, war eine Postkarte mit Genesungswünschen, deren Absender mir vollkommen unbekannt war, der sich jedoch leicht als Rheinländer identifizieren ließ, denn da stand: »Lieber Willibert. Wir wünschen dir gute Besserung. Denke immer dran: Besser a wärm Bier als et ärm Dier.« Das waren im Grunde genommen schon zwei Therapiestunden.

Nun wissen Sie, die Sie dieses Buch bis hierhin gelesen haben, ja bereits: Die andere Perspektive ist wirklich das Entscheidende bei einer guten Therapie, so wie sie das Entscheidende bei jedem Witz ist. Es gibt ja meterweise Literatur über das Wesen des Witzes, aber alle sind sich einig: Die Pointe verdankt sich einem plötzlichen und unerwarteten Blickwechsel. Der Hörer fragt sich: Hä, worauf will der Witzeerzähler denn jetzt hinaus? – und dann kommt der Salto, mit dem der Witz auf einer anderen und, wenn man Glück hat, höheren Ebene landet. Diese Auflösung wird mit einem befreiten Lachen quittiert, und deshalb tun Witze so gut.

So weit die Theorie. Kommen wir zu praktischen Beispielen: unerwartete, manchmal ganz bekloppte Wendungen in Witzen. Da gibt es die kurzen, bescheuerten Witze, wie etwa:

Kommt ein Dalmatiner in den Supermarkt. Sagt die Frau an der Kasse: »Sammeln Sie Punkte?«

Bescheuert, was?

Oder: Rennt ein Mann abends in die Praxis eines Orthopäden und ruft: »Herr Doktor, Herr Doktor, ich bin eine Motte, ich bin eine Motte!« Worauf der Arzt sagt: »Moment mal, Sie sind beim falschen Arzt. Ich bin Orthopäde. Sie müssen zum Psychiater.« Und der Mann sagt: »Das weiß ich. Aber bei Ihnen brannte Licht ...«

Tut weh, ist aber komisch.

Die höchste Kunst des Witzes ist natürlich die, bei der man sich selbst nicht schont. Sie ist im jüdischen Witz zur höchsten Blüte gekommen. Da begegnen wir oft einer hochintelligenten Chuzpe – aber was ist Chuzpe?

Um das an einem Witz zu erklären ... In der Zeit, als bestimmte Kartenspiele und Glücksspiele noch unter Strafe standen, trafen sich ein katholischer Pfarrer, ein evangelischer Pfarrer und ein Rabbi regelmäßig zum Pokern – und wurden erwischt. Alle drei kommen vor Gericht, alle drei sitzen vor dem Richter, und der Richter fragt sie der Reihe nach, zunächst den evangelischen Pfarrer: »Herr Pfarrer, ich frage Sie jetzt klipp und klar: Haben Sie gepokert?« Der evangelische Pfarrer schüttelt den Kopf und sagt dreist: »Nein.« – »Aha. Lieber Herr Pastor von der anderen Fraktion, ich frage Sie: Haben Sie gepokert?« Der katholische Pfarrer schüttelt den Kopf und leugnet. »Nein.« Darauf fragt er schlussendlich den Rabbi: »Herr Rabbiner, ich frage Sie: Haben Sie gepokert?« Worauf der Rabbi antwortet: »Herr Richter, ich frage *Sie* – kann ich alleine pokern?«

Das ist Chuzpe. Das ist die hohe Kunst, mit Grandezza dem anderen den Wind aus den Segeln zu nehmen. Bei

Nicht-Juden ist sie leider seltener zu beobachten, aber bei Kindern und alten Leuten tritt die Chuzpe bisweilen doch in Form einer treuherzigen Pfiffigkeit auf.

Wobei ich zugeben muss: Kindheit sieht heute anders aus als zu meiner Zeit. Durch die weltweite Vernetzung wachsen Kinder nicht mehr in dem Mondo piccolo auf, der noch mich hervorgebracht hat; mit der behüteten Kindheit ist es heute schon durch einen Klick auf dem Schmachtfon aus und vorbei. In meiner Kindheit war die normale Familie zum Beispiel selbstverständlich, und normale Familie bedeutete bürgerliche Familie, also: Vater, Mutter (beide heterosexuell) plus Kinder. Dass andere Formen von Zusammenleben möglich sind, wusste ich gar nicht. Ob es gesund war zu verheimlichen, dass es so etwas wie Homosexualität oder alleinerziehende Mütter gibt, da mögen sich die Experten drüber streiten, es war aber so. Heutzutage ist die letzte bürgerliche Familie in einer aktuellen Fernsehserie – und da gibt es tatsächlich nur noch eine einzige – gelb und heißt *Die Simpsons* (sic!) ... Das ist nicht wertend gemeint, aber – sollte man mal drüber nachdenken..

Also, Kinder wachsen heute anders auf. Als Beispiel erzähle ich immer:

Treffen sich zwei Sechsjährige, sagt der eine: »Du, ich hab gestern bei uns unter der Veranda ein Kondom gefunden.« Sagt der andere: »Hohoho. Aber – was ist denn eine Veranda?«

Nun, das wird er vermutlich noch lernen; alles zu seiner Zeit. Woran sich aber nichts geändert hat: Kindermund ist ohne Falsch, manchmal allerdings peinlich. Zum Beispiel in Augenblicken wie diesem:

Die Oma ist krank. Sagt die Mutter: »Mariechen, jetzt geh mal bei de Oma bei, die is krank. Jetzt gehste mal zu der Oma ans Bett, und dann sagst du ihr was Nettes. Was richtig Nettes, so, dass die Oma sich auch freuen kann.« Also, das kleine Mariechen geht zur Oma, stellt sich ans Bett und sagt: »Oma, soll ich bei deiner Beerdigung Flöte spielen?«

Wobei man sich um die Oma wohl gar keine Sorgen machen muss, denn alte Menschen gelangen – wenn sie nicht zu unerträglichen Charakteren mutieren – in der Reife ihrer Jahre zu einer souveränen Perspektive und wissen sich dann selbst am besten zu helfen – wie jene alte Dame, der in der Straßenbahn ein Neonazi gegenübersitzt, angezogen wie rechtsradikale Jugendliche eben gerne aussehen: eine Art Uniform, dicke, klobige Springerstiefel und glatt geschorener Schädel. Dieser Neonazi ist ungehobelt. Er sieht, dass die alte Dame ihn anschaut, und sagt: »Ej, Alte, wat glotzte mich an, ej?« Worauf die alte Dame antwortet: »Och nee, Jungchen, nee. Ich denk die ganze Zeit: Der arme Junge. Erst die Chemo und dann auch noch orthopädische Schuhe ...«

Und als letzter aus der Reihe junge Leute/alte Leute einer meiner liebsten Witze überhaupt:

Die alte Frau Schmitz kommt in den Beichtstuhl. Der Pastor sagt: »Frau Schmitz, was gibt es denn?« Sie flüstert: »Ich muss beichten, weil, im letzten Kriegsjahr habe ich einen jungen französischen Soldaten im Keller versteckt.« – »Ja, Frau Schmitz, das müssen Sie doch nicht beichten. Sie haben dem doch wahrscheinlich sogar das Leben gerettet.« – »Jo, das werd ich wohl. Ich muss aber trotzdem beichten. Ich hatte 'ne Bedingung gestellt. Dafür, dass ich ihn verstecke, musste er mich zweimal in der Woche im Heiabett besuchen.« – »Nun, Frau Schmitz, da muss ich jetzt nachfragen: Haben Sie damit dem Mann Gewalt angetan, oder hatte er Freude daran?« – »Hoho, der hatte wohl Spaß.« – »Ja, Frau Schmitz, dann sagen wir mal so: Auch bei uns gibt es sowas wie Verjährung. Das müssen Sie nicht mehr beichten.« – »Doch, muss ich doch.« – »Nein.« – »Muss ich doch.« – »Ja, warum denn?« –

»Also, ich bin jetzt 92. Er ist 85. Und ich hab ihm noch nicht gesagt, dass der Krieg vorbei ist.«
Damit geht es jetzt schon leicht ins ... sagen wir: ins Derbe. Natürlich geht es noch derber, aber da waren in der Vergangenheit immer die etwas engmaschiger gestrickten Katholiken mit ihren empörten Briefen vor. Damit Sie sich aber ein Bild davon machen können, wie schnell man in manchen Kreisen Entsetzen auslösen kann, hier eine letzte Kostprobe:
Zwei Frauen auf der Karnevalsfeier ohne ihre Männer. Waren aber brav. Gehen auch brav zu Fuß nach Hause. Und auf halber Strecke passiert es. Das, was alle Frauen kennen: Die erste fängt nervös an zu wibbeln, wie man bei uns sagt. Ohohoho – innere Not. Mit anderen Worten: Sie hat einen furchtbaren Druck auf der Blase. Die zweite: »Jou, jetzt, wo du et sähs (sagst)...«, und fängt auch an zu wibbeln. Und das auf dem Nachhauseweg. Da kommt die Rettung – ein Friedhof.

Die beiden Frauen rennen auf den Friedhof, natürlich nicht auf die Gräber, sondern in die Ecke, wo die alten, vertrockneten Kränze auf dem Abfallhaufen hoch übereinandergeschichtet sind. Dahinter lassen sie sich nieder, und, meine Damen, Sie alle kennen das Gefühl von überfließender Glückseligkeit – Haaaaaaa. Endlich dürfen sie dem dringenden Bedürfnis freien Lauf lassen. »So«, sagt die eine, »jetzt tu mir mal ein Tempotuch.« – »Ja, hab ich nich.« – »Ja, ich auch nich.« – »Ja, wie? Ham wer kein Papier?« – »Nö.« – »Ach, weiß'te wat? Ich hab so 'nen alten Slip an. Den wollt ich eigentlich schon längst weggeschmissen haben. Dann benutz ich den.« Slip ausgezogen, angewandt, gut. Sagt die andere: »Das kann ich nicht machen. Meiner ist aus reiner Seide. Aber«, und sie schaut an den Kränzen hoch, »ich glaub, ich nehm einfach 'ne Kranzschleife.« Gesagt, getan.

Am nächsten Morgen treffen sich die zwei Ehemänner. Sagt der eine: »Hör mal, unsere Frauen hatten aber gestern 'ne heiße Party.« Sagt der andere: »Wieso?« – »Ja, meine kam mit 'nem nackten Hintern nach Hause.« Sagt der andere: »Was soll ich denn sagen? Meine hatte 'ne Schleife in der Unterhose, da stand drauf ›Vielen Dank. Der Männerchor‹.«
Uralt, aber immer wieder schön. Und meiner Ansicht nach kein Grund, pikiert zu sein, bloß weil ihn ein kirchlicher Würdenträger wie ich erzählt. Wie hatte der evangelische Pastor auf dem Berg über der Nahe gesagt? »Nur wenn wir über uns selbst lachen können, haben wir die Stufe der Weisheit und des Erwachsenseins erreicht.«

Einer, der das wusste, hat mich zu meinem Schlussgedicht am Ende jedes Programms inspiriert, egal ob Büttenrede oder Kabarettauftritt. Wen ich dort als Kronzeugen dieser Perspektive vorstelle, ist Chestertons Pater Brown, der in den gleichnamigen Filmen von Heinz Rühmann gespielt wird. Eine kurze Episode daraus hat es mir besonders angetan.

Heinz Rühmann alias Pater Brown kommt in ein Gefängnis, wo er einen unschuldig Verurteilten in seiner Zelle besucht. Dieser Häftling ist Siegfried Lowitz, der später in der Krimiserie *Der Alte* glänzte, zu jener Zeit aber, in den Sechzigerjahren, noch ein blutjunger Schauspieler ist. Der gebildete Zuschauer, und das weiß Chesterton natürlich, fühlt sich bei dieser Szene sofort an die Gerichtsrede von Jesus erinnert: »Ich war gefangen, und ihr habt mich besucht ...«, aber wir dürfen das Gefängnis darüber hinaus als eine Parabel für die eigene, die innere Enge und Beklemmung verstehen. Die schlimmste Gefangenschaft ist eben nicht die äußere, sondern die Gefangenschaft in dir selbst, in deinen Ängsten, in deiner Niedergeschlagenheit, in deiner Depression. Pater Brown ist nun gekommen, um den Gefangenen aus dieser inneren Gefangenschaft herauszuholen. Wie macht er das?

Chesterton führt es uns vor. Statt mit frommen Sprüchen Trost zu spenden, erzählt Pater Brown als Erstes einen Witz, was den Häftling zunächst irritiert. »Sie sind vielleicht lustig«, beschwert der sich. »Ich sitze hier im Gefängnis, und Sie erzählen Witze, und das auch noch als Priester.« Worauf Pater Brown antwortet: »Humor ist nichts anderes als eine Erscheinungsform der Religion. Nur wer über den Dingen steht, kann sie belächeln.«
Was für eine treffende Beschreibung. Wir wissen, Religion kann vergiften, und zwar immer dann, wenn sie den suchenden Gläubigen in ein Gefängnis führt. Aber die Aufgabe gesunder Religiosität ist, aus dem inneren Gefängnis zu befreien. Und das tut sie, wenn sie eine spirituelle Position über den Dingen einnimmt. Christlich gesprochen: die österliche Perspektive. Und deshalb sei es auch hier im Buch geschrieben, was ich am Ende einer jeden Rede auf der Bühne sage:

Pater Braun wusste schon,
Humor ist Teil der Religion.
Nur innere Freiheit von allen Sachen
befähigt uns, sie zu belachen.
Der Rheinländer hätt dat längst im Blut
Und säht: De Hauptsach is, et Hätz is jut.
Im Garten des Lebens ist Humor der beste Dung.
Das wünscht euch – der bergische Jung!

Das wünsche ich uns allen:
Dass unsere Dunkelheit nicht lähmt,
dass unsere Nächte hell und heil werden
und dass unser Vertrauen stärker ist
als unsere Angst.

*Ich wünsche uns die Perspektive eines Pater Brown,
dass wir über den Dingen stehen können,
ohne oberflächlich zu sein,
eine Perspektive, die unsere Seelen berührt
und öffnet zur Freude!*

Epilog

Liebe Leserin, lieber Leser!

Depressionen, »lavierte Depression«, Melancholie, »Major Depression«, »Baby Blues«, »et arme Dier«, »organische Depression«, »psychogene Depression« usw.

»Ja, wat han ich denn nun?«,

würde unser »bergischer Jung« wohl fragen

und:

»Künn wa da wat jejen maachen?«

Die gute Nachricht: Ja, man kann was dagegen machen, seien Sie mutig, haben Sie keine Angst und packen das Problem ruhig und souverän an.

Das medizinische Wissen um Gemütsleiden ist sehr alt, man kann schon bei Hippokrates im fünften Jahrhundert vor Christus über die Melancholie lesen. In den letzten zehn Jahren der Psychiatriegeschichte hat sich das Detailwissen um die depressive Erkrankung explosionsartig vervielfältigt, und Arzt, Patient und Therapeut drohen fast, von der Fülle an Einzelinformationen erschlagen zu werden.

Und dennoch weiß die Wissenschaft noch nicht alles über die depressive Erkrankung; die Behandlungsansätze werden jedoch besser und die Therapien nachhaltiger. Heute sind die

Depressionen sehr häufige und auch – ökonomisch gesehen – extrem belastende Probleme.
Immer mehr Menschen werden wegen der Erkrankung früh berentet. Bedrückend ist auch die Tatsache, dass viele Betroffene nicht nur eine depressive Episode erleben, sondern nach einer mehr oder weniger stabilen Zeit erneut depressiv erkranken.

Dem Leser wird sehr wohl bewusst sein, dass das »depressive Verstimmtsein« und die Depression aus zwei verschiedenen Welten kommen.

Jeder Mensch hat von Zeit zu Zeit Stimmungsschwankungen, »man ist einfach nur mal schlecht drauf« – nach ein bis zwei düsteren Tagen scheint dann auch wieder die Sonne.

Depressive hingegen finden aus der depressiven Stimmung nicht mehr heraus, grübeln und fallen immer tiefer in schwere Depressionen. Es droht letztlich der Verlust des lebendigen Kontaktes mit sich und der Welt.

Aber Depressionen kann man heutzutage gut erkennen und behandeln, und das könnte wie folgt geschehen:

Im Internet gibt es einige seriöse Seiten und auch Tests, die Ihnen helfen können zu erkennen, ob Sie an einer Depression erkrankt sind. (z. B. www.kompetenznetz-Depression.de oder auch www.deutsche-depressionshilfe.de).
Seriöse Tests orientieren sich dabei immer an den Kriterien der Weltgesundheitsorganisation WHO oder am amerikanischen Diagnostikmanual DSM V.

Ein Test kann natürlich ein Gespräch mit dem Fachmann nicht ersetzen. Zur Orientierung ist eine Checkliste aber durchaus hilfreich.

Eine Berücksichtigung folgender sechs Fakten ist dabei evident:

- Seit mehr als 14 Tagen kostet es Sie enorme Anstrengung aufzustehen.
- Nachts sind Sie regelmäßig stundenlang schlaflos, nach dem – meist als schrecklich erlebten – Morgentief haben Sie abends eher eine gelöste Stimmung.
- Sie sind schnell erschöpft, zugleich antriebslos und innerlich unruhig.
- Ihre Gedanken kreisen unentwegt, manchmal kommen Selbstmordfantasien hinzu, »alles ist sinnlos«.
- Oft leiden Sie unter Schuldgefühlen, machen sich Selbstvorwürfe, kommen sich wertlos und als Versager vor.
- Die Gedankenwelt entrückt, und vorwurfsvolle Stimmen und Gedanken werden gehört, das Gefühl der Gefühllosigkeit – Sie können nicht mal mehr weinen – ergreift Besitz von Ihnen.

Im Verdachtsfall sollten Sie ruhig einen Fachmann aufsuchen, zunächst einen Facharzt für Psychiatrie und Psychotherapie oder einen Facharzt für Psychosomatik oder einen psychologischen Psychotherapeuten.

Bei leichten Depressionen kann eine Psychotherapie (kognitive Verhaltenstherapie, interpersonelle Psychotherapie, psychodynamische Kurzzeittherapie oder auch psychiatrische Gespräche) ausreichend sein. Sie sollten zwei bis drei

Gespräche mit Ihrem neuen Therapeuten führen, sollte der »Nasenfaktor« nicht stimmen, suchen Sie ruhig einen anderen Therapeuten auf, denn es ist für den Heilungserfolg ungemein wichtig, dass die »Chemie« zwischen Patient und Therapeut stimmt.

Sollten Sie unter schweren Depressionen leiden, werden pharmakologische und auch andere Therapieverfahren eingesetzt werden müssen. Sollten quälende Suizidgedanken auftreten, kommen Sie bitte in die Klinik, in den allermeisten Fällen sind diese durch die Behandlung in wenigen Tagen Vergangenheit.

Lassen Sie sich nicht unterkriegen, haben Sie Mut – wie Willibert Pauels – stellen Sie sich der Erkrankung, und gehen Sie auf lange Sicht achtsam mit sich um.

Dr. Martin Köhne
Chefarzt für Psychiatrie

www.st-augustinus-fachkliniken.de